RÉPUBLIQUE FRANÇAISE

MINISTÈRE DE LA GUERRE

MANUEL TECHNIQUE

DU

MAITRE-INFIRMIER

Approuvé par décision ministérielle du 19 juin 1909

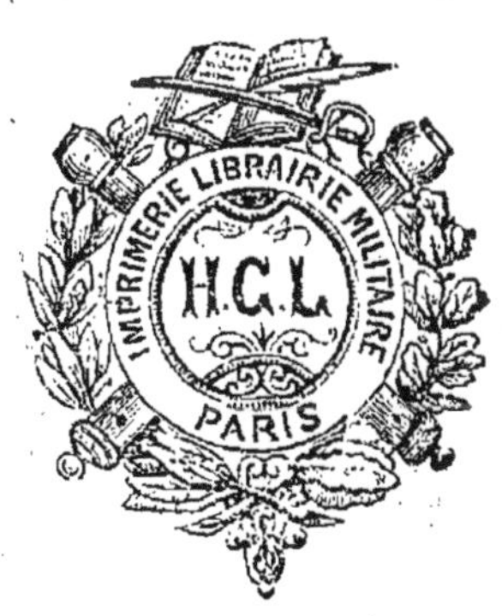

PARIS

CHARLES-LAVAUZELLE

Éditeur militaire

e Danton, Boulevard Saint-Germain, 118

(MÊME MAISON A LIMOGES)

MANUEL TECHNIQUE

DU

MAITRE-INFIRMIER

MINISTÈRE DE LA GUERRE

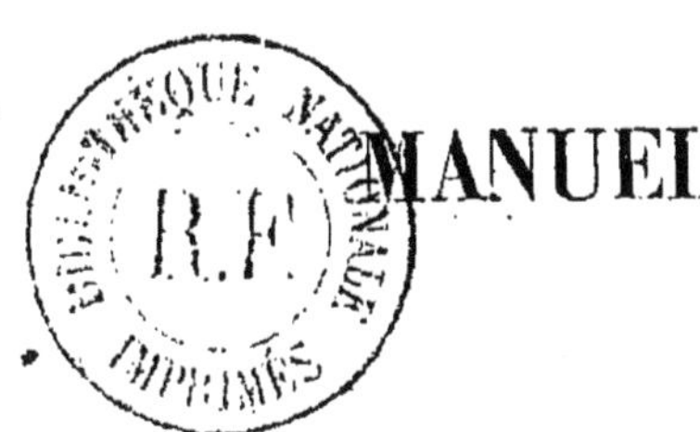

MANUEL TECHNIQUE

DU

MAITRE-INFIRMIER

APPROUVÉ PAR DÉCISION MINISTÉRIELLE DU 19 JUIN 1909

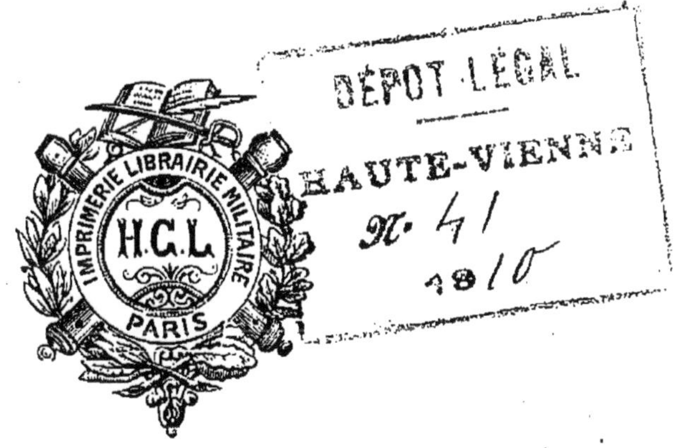

PARIS

Henri CHARLES-LAVAUZELLE

Éditeur militaire

10, Rue Danton, Boulevard Saint-Germain, 118

(MÊME MAISON A LIMOGES)

MANUEL TECHNIQUE

DU

MAITRE-INFIRMIER

PRÉLIMINAIRES

Devoirs généraux des infirmiers.

Les infirmiers sont les auxiliaires directs des médecins, ils ne doivent jamais perdre de vue que le rôle humanitaire de leurs fonctions les oblige à un dévouement continuel et absolu vis-à-vis des malades, qu'ils chercheront toujours à entourer d'une affectueuse sollicitude.

L'infirmier n'oubliera pas que la souffrance influe souvent sur le caractère et rend l'homme injuste et difficile ; s'il arrive par suite que le malade lui manque d'égards, il ne devra pas en prendre ombrage et fera toujours preuve de patience et de bonté.

La conduite de l'infirmier doit toujours être exemplaire, la sobriété, en particulier, est pour lui une règle absolue ne souffrant aucune exception ; il est indispensable, en effet, que celui qui vit auprès des malades et que ses fonctions appellent constamment à manier des substances dangereuses soit toujours de sang-froid, un seul moment d'inadvertance de sa part pouvant avoir des conséquences néfastes.

Service des maîtres-infirmiers.

Le maître-infirmier est, sous l'autorité de l'infirmier-major, l'auxiliaire direct du médecin traitant pour tout ce qui a trait exclusivement au service des malades.

C'est à lui personnellement qu'incombent les soins à

donner aux malades en général, et le traitement des grands malades en particulier, d'après les ordres et les indications qui lui sont donnés par le médecin traitant, en présence de l'infirmier-major.

La tâche qui lui est dévolue a une haute et réelle importance ; aussi doit-il, en toutes circonstances, justifier la confiance que ses chefs mettent en lui, pour l'exécution de la mission spéciale qui lui est confiée.

Service de garde. — Les maîtres-infirmiers sont astreints à un service de garde auprès des malades.

Suivant leur nombre, il est organisé un service de garde qui leur est particulier, ou bien ils concourent au service de garde des autres infirmiers.

Recrutement.

Les maîtres-infirmiers sont recrutés parmi les caporaux et soldats rengagés ou commissionnés.

Chaque année, un cours d'instruction théorique et pratique d'une durée de trois mois, du 1er mai au 31 juillet, est organisé dans les hôpitaux militaires pour la préparation des candidats à l'emploi de maître-infirmier.

Les candidats doivent avoir accompli au moins un an de service effectif ; leurs demandes sont remises au médecin-chef de chaque établissement, qui les transmet, avec son avis motivé, au directeur du Service de santé régional ; celui-ci désigne nominativement les infirmiers qui paraissent réunir les aptitudes voulues pour suivre avec fruit le cours d'instruction.

A l'issue du cours, les candidats passent un examen devant une Commission, dont les membres sont nommés par le directeur du Service de santé de la région, et qui est composée ainsi qu'il suit :

Le médecin-chef, *président* ;

Deux médecins (médecins traitants de l'hôpital ou médecins de la garnison), *membres.*

Ceux qui ont subi avec succès les épreuves reçoivent un certificat d'aptitude.

Nul ne peut être nommé maître-infirmier s'il n'a obtenu ce certificat.

La liste des candidats pourvus du certificat d'aptitude, accompagnée des procès-verbaux d'examen de chaque commission, est adressée, par la voie hiérarchique, au Ministre (7e direction — 1er bureau) qui établit, par ordre de mérite, la liste de classement, d'après laquelle ont lieu les nominations.

Le Ministre procède aux nominations et aux affectations (1) au fur et à mesure des vacances, en suivant l'ordre de la liste générale de classement.

Le Ministre peut toujours, dans l'intérêt du service, prononcer d'office le changement de corps d'un maître-infirmier (2).

Situation matérielle et morale des maitres-infirmiers.

La loi sur le recrutement a attribué aux militaires rengagés les avantages matériels et moraux ci-après :

A. *Dispositions spéciales aux caporaux rengagés et commissionnés.* — 1° Les caporaux rengagés ou commissionnés recevront des effets en drap de sous-officier non rengagé, mais la tenue comportera des galons de laine et la soutache d'ancienneté ;

2° Il leur sera attribué un bahut ou petite armoire fermant à clef ;

3° Les caporaux rengagés ou commissionnés prendront leur repas dans un réfectoire spécial ;

4° Toutes les fois que des impossibilités, résultant de l'exiguïté du casernement, ne s'y opposeront pas, il devra être créé pour les caporaux rengagés ou com-

---

(1) Affectations aux gouvernements militaires ou corps d'armée, l'affectation aux établissements hospitaliers étant du ressort des généraux commandant les gouvernements militaires ou les corps d'armée.

(2) Articles 55 et 58 de la loi du 21 mars 1905 sur le recrutement de l'armée.

missionnés une salle de réunion et de consommation avec bibliothèque ;

5° Ils jouiront de la permission permanente de dix heures du soir ;

6° Ils subiront, dans des chambres éloignées des locaux disciplinaires des hommes, les punitions de salle de police et de prison ;

7° Ils seront envoyés aux bains-douches, comme les sous-officiers, en dehors des heures fixées pour les autres hommes de troupe.

B. *Dispositions spéciales aux soldats rengagés.* — 1° Les soldats rengagés ou commissionnés sont autorisés à avoir une petite caisse à bagages, pour renfermer les effets qui leur appartiennent en propre ;

2° Ils jouissent de la permission permanente de dix heures du soir.

SOLDE ET SUPPLÉMENTS.

Les allocations en argent attribuées aux maîtres-infirmiers sont indiquées ci-après :

Solde.

EMPLOIS ET GRADES.		SOLDE JOURNALIÈRE.
Maître-infirmier..	caporal............................	0^f,22
	soldat............................	0,05

Hautes payes.

EMPLOIS ET GRADES.		HAUTES PAYES JOURNALIÈRES APRÈS :		
		2 ans de service.	6 ans de service.	10 ans de service.
Maître-infirmier	caporal	$0^f,60$	$0^f,65$	$0^f,70$
	soldat	0,20	0,25	0,30

Primes de rengagement.

DESIGNATION.		CATÉGORIES.				OBSERVATIONS.
		N° 1.	N° 2.	N° 3.	N° 4.	
RENGAGEMENTS. Du commencement de la 4ᵉ année jusqu'à la fin de la 5ᵉ année de service, il est alloué pour une seule année de rengagement :	Maître-infirmier, caporaux et soldats.	100^f	150^f	200^f	250^f	Les caporaux et soldats qui ont accompli 5 ans de service ne peuvent être maintenus sous les drapeaux qu'en qualité de commissionnés. Les militaires maintenus sous les drapeaux en qualité de commissionnés n'ont pas droit à la prime de rengagement. Les infirmiers militaires reçoivent les primes de rengagement de la 1ʳᵉ catégorie.

Indemnité journalière de fonctions.

EMPLOIS ET GRADES.	INDEMNITÉ JOURNALIÈRE de fonctions,
Infirmiers-majors des divisions de malades..............................	
Maîtres-infirmiers .... { caporaux et soldats } ayant accompli deux ans de service.	$0^f,50$

Pensions de retraite.

Pension de retraite pour ancienneté de service. — Le droit à la pension pour ancienneté de service est acquis aux caporaux et soldats après 25 ans de services effectifs.

Chaque année de service au delà de 25 ans, et chaque année de campagne, ajoutent à la pension un vingtième de la différence du minimum au maximum.

Le maximum de la pension est acquis à 45 ans de service, campagnes comprises.

Pension proportionnelle viagère. — Les caporaux et soldats ont droit à une pension proportionnelle viagère après 15 ans de services effectifs.

Cette pension proportionnelle n'est due qu'à l'intéressé, tandis que la pension pour ancienneté de service est réversible sur la veuve et les orphelins.

Le tableau ci-après fait connaître le tarif des diverses pensions acquises aux caporaux et soldats maîtres-infirmiers.

GRADES ET EMPLOIS.	PENSION proportonnelle à 15 ans de services effectifs.	ACCROISSE-MENT annuel de 15 à 25 ans de ser-vices.	MINIMUM de la pension d'an-cienneté (25 ans de services).	ACCROISSE-MENT annuel de 25 à 45 ans de ser-vices.	MAXIMUM à 45 ans de services.
	francs.	francs.	francs.	fr. c.	francs.
Maître-infirmier { caporal.	420	28	700	10,00	900
infirmier { soldat..	360	24	600	7,50	700

Emplois civils réservés aux rengagés.

Aux termes de l'article 69 de la loi sur le recrutement :

1° Les emplois désignés au tableau F annexé à cette

loi sont réservés aux *caporaux* de toutes armes ayant accompli au moins quatre ans de service (1);

2° Les emplois désignés au tableau G également annexé à cette loi sont réservés aux *simples soldats* de toutes armes ayant accompli au moins quatre ans de service.

---

(1) Les simples soldats ayant accompli 5 ans de service dans la cavalerie ou dans l'artillerie des divisions de cavalerie ont également droit aux emplois de ce tableau.

1° SOINS A DONNER
A TOUS LES MALADES.

Conduite au lit.

Les infirmiers reçoivent tout entrant avec bienveillance, le font asseoir près du feu, si c'est en hiver, à moins qu'il ne soit apporté sur un brancard. Ils préparent aussitôt son lit, le déshabillent, lui donnent des vêtements d'hôpital, et, s'il n'y a pas d'ordre contraire du médecin de garde, lui lavent les mains et lui font prendre un bain de pieds savonneux tiède (ils ne le conduisent aux bains que sur l'ordre du médecin de garde).

Changement de vêtements.

Les infirmiers aident le malade à se déshabiller ; ils évitent de l'exposer aux courants d'air, de lui imprimer aucun mouvement brusque.

Si l'un des membres est le siège d'une affection douloureuse, le membre opposé est d'abord dégagé en entier afin que l'autre puisse ensuite être débarrassé sans tiraillement.

La chemise est en général enlevée en faisant passer rapidement de bas en haut, par-dessus la tête, le pan postérieur roulé sur lui-même, puis en dégageant les bras comme il a été dit ci-dessus. La marche inverse est suivie pour le passage de la chemise propre.

Cependant, si l'infirmier trouvait la chemise trop sale pour qu'il convînt de la faire passer devant la figure, il en ferait sortir les bras et la laisserait tomber le long du corps. Si pendant ces manœuvres il s'apercevait qu'une partie quelconque du corps ait besoin d'être nettoyée, il le ferait avec une éponge imbibée d'eau tiède.

Façon de préparer un lit.

Il est très important que le lit soit bien fait. Pour faire un lit, l'infirmier étend un drap sur le matelas en ayant soin de mettre la couture du côté du matelas, replie au-dessous de celui-ci les bords latéraux du drap et l'extrémité correspondant aux pieds. L'extrémité supérieure enveloppe le traversin et l'entoure complètement.

La surface de ce drap doit être bien unie et tendue de façon à ne présenter ni plis ni bosselures.

Un second drap et une couverture sont étendus par-dessus le précédent sur toute la surface du lit, le plat de la couture du drap tourné du côté en contact avec le corps. Leurs bords latéraux et celui correspondant aux pieds sont engagés sous le matelas. Leur extrémité supérieure est rabattue de manière à remonter jusqu'au traversin ; elle est drapée ensuite de la même façon.

Le lit pourvu d'une paillasse exige un soin spécial : bien remuer la paille et l'égaliser pour établir un plan horizontal, un peu plus élevé du côté de la tête.

Les draps et la couverture sont étendus d'après les principes indiqués ci-dessus.

Pour les lits destinés aux blessés atteints de fracture, il convient d'employer des matelas en crin et souvent de placer une large planche entre le sommier (ou paillasse) et le matelas, afin que ledit matelas ne s'enfonce pas sous le siège du malade.

Pour empêcher le poids de la ou des couvertures d'agir, dans certaines circonstances, sur les membres inférieurs ou le corps, on place au-dessus d'eux des cerceaux. Il peut arriver que le drap supérieur et la couvertures soulevés par le cerceau ne soient plus assez longs pour être drapés au pied du lit. Dans ce cas, un drap et une couverture supplémentaires sont placés en travers du cerceau en chevauchant sur les précédents, puis drapés sous le matelas supérieur. Il suffit alors de les écarter au-dessus du cerceau pour découvrir le malade.

Manière de garnir le lit d'une alèze.

On désigne sous le nom d'alèze un drap plié en deux ou plusieurs doubles, destiné à garnir le lit et à le protéger soit des selles involontaires, soit d'un écoulement de sang ou de pus, soit d'une incontinence d'urine. L'alèze est séparée du drap inférieur par une toile cirée.

Si l'alèze doit être placée sous le malade et si celui-ci peut se soulever, deux infirmiers suffisent : l'un d'eux fait passer rapidement sous le malade une extrémité de l'alèze roulée sur la longueur, l'autre saisit cette extrémité, la déroule et l'étale vivement.

Lorsque le malade ne peut se soulever, quatre infirmiers sont nécessaires, deux pour soulever le malade et les deux autres pour passer l'alèze, comme il a été dit plus haut.

Pour changer l'alèze, un infirmier roule la partie qui se trouve de son côté et soulève le malade, pendant qu'un de ses camarades placé de l'autre côté du lit attire à lui l'alèze et la remplace séance tenante par une alèze fraîche préalablement préparée.

Manière de chauffer un lit.

Il est parfois nécessaire de chauffer un lit.

Trois moyens sont pour cela à la disposition de l'infirmier : la bassinoire, les moines, les bouteilles en grès.

Bassinoire. — Ce récipient rempli de braise rouge est promené plusieurs fois entre les draps, le couvercle en dessus ; il est recommandé d'opérer avec la plus grande attention afin de ne pas brûler les draps.

Moines en métal et bouteilles en grès. — Ces récipients sont remplis d'eau bouillante après avoir été, au préalable, entourés d'une enveloppe de laine ou de flanelle, afin que le contact du métal ou du grès bouillant ne brûle pas les pieds du malade. Il faut, avant de les placer, toujours en vérifier le bouchage.

Coussins à air. — Lorsque les malades sont obligés de garder le lit, leur siège peut s'écorcher ou s'ulcérer. Les plaies ainsi formées s'appellent plaies « de position ». On peut les éviter en plaçant sous le siège des coussins en caoutchouc ayant la forme de couronnes et dans lesquels on introduit de l'air, au moyen d'un tube en caoutchouc fermé par un robinet.

Nécessité de fréquents changements de linge.

Lorsque les malades sont en transpiration et qu'il se produit sur leur peau une sensation de fraîcheur, leur linge doit être changé et remplacé par du linge chaud. Si, pendant cette opération, les infirmiers aperçoivent des taches, des ulcérations, des éruptions, ils en préviennent immédiatement l'infirmier-major, qui en rend compte au médecin traitant ou au médecin de garde, s'il y a lieu. Les infirmiers peuvent quelquefois les premiers s'apercevoir ainsi de l'éclosion de fièvres éruptives, rougeole, variole, scarlatine, etc.

Donner au malade le bassin ou la chaise percée.

La plupart des malades sérieux sont trop faibles pour se rendre aux latrines. Dans ce cas, les infirmiers apportent près du lit du malade un seau hygiénique. Ils aident le malade à s'asseoir, lui passent aux pieds des chaussettes et le recouvrent de couvertures.

S'il n'a pas la force suffisante pour se lever, ils le soulèvent et lui passent sous le siège un bassin dont les bords ont été préalablement chauffés ou recouverts de compresses.

Propreté des malades (pieds, mains, bouche).

Les malades qui peuvent se lever font leur toilette (visage, mains et bouche) au lavabo installé dans la division.

Ceux qui, en raison de leur état, ne peuvent se laver eux-mêmes, sont l'objet de soins spéciaux de la part des infirmiers. Ceux-ci leur lavent les mains et la figure à l'eau tiède et au savon, leur peignent la barbe et les cheveux, leur nettoyent les organes génitaux et l'orifice anal.

Les ongles sont nettoyés et coupés, les cheveux sont toujours coupés ras. Si le médecin traitant le juge nécessaire, la tête sera nettoyée par une friction à la brosse et au savon, puis lotionnée avec une solution boriquée.

Les malades sont rasés au moins deux fois par semaine, si leur état ne s'y oppose pas.

Les instruments des perruquiers sont désinfectés par l'ébullition dans une solution de carbonate de soude ou par l'immersion dans une solution phéniquée forte à 5 p. 100.

On brûle les débris des cheveux et les poils de barbe.

Lorsque les malades ne peuvent eux-mêmes prendre soin de leur bouche, l'infirmier doit, avec un tampon de ouate trempé dans l'eau boriquée, leur laver la langue, les dents et les lèvres, en les débarrassant des mucosités et fuliginosités qui peuvent s'y trouver.

Il doit aussi veiller à ce que les narines ne soient pas obstruées par des mucosités.

Distribution des aliments.

Les malades font trois repas par jour : un petit repas à 7 heures du matin, le déjeuner à 10 heures du matin et le dîner à 5 heures du soir.

La distribution des aliments est annoncée par une sonnerie qui convoque les infirmiers de la division à la cuisine et à la dépense. Les aliments y sont livrés à l'infirmier-major après vérification par les infirmiers de visite des quantités égales à celles portées sur le relevé.

L'ordre de ces distributions est réglé de manière que chaque division soit servie la première à tour de rôle.

La distribution commence par le pain et les boissons alimentaires ; viennent ensuite les potages, le bouillon et la viande ; enfin, les légumes et les aliments légers ou particuliers.

L'infirmier-major surveille le transport des aliments dans les salles ; il est procédé à leur distribution et à leur répartition exacte aux malades à l'aide du cahier de visite dont les prescriptions alimentaires sont lues à haute voix par l'infirmier chargé de la tenue de ces cahiers. Les grands malades sont servis dans leur lit. Les malades qui peuvent se lever prennent leurs repas soit sur les tables communes des salles, soit au réfectoire de la division.

Tout aliment non consommé doit être rendu à la dépense.

Les infirmiers veillent à ce que les malades ne se procurent jamais des aliments ou médicaments qui ne leur auraient pas été prescrits. Ils commettraient une faute grave et seraient sévèrement punis s'ils faisaient eux-mêmes trafic d'aliments ou de boissons ; ils se rendraient en effet responsables des accidents survenus par leur imprudence dans la marche de la maladie, et même des événements funestes qui pourraient en résulter ; la mort peut quelquefois être la conséquence d'un fait de ce genre, notamment dans la fièvre typhoïde.

Avant chaque repas, un infirmier dispose sur les tables du réfectoire les verres, cuillers, fourchettes, assiettes, etc.

Le repas terminé, les fenêtres du réfectoire sont largement ouvertes ; les tables desservies ; la vaisselle et les couverts lavés à l'eau bouillante additionnée d'une légère quantité de cristaux de soude, puis essuyés ; les parquets balayés.

Distribution des médicaments.

Les médicaments sont livrés par la pharmacie à l'infirmier qui tient le cahier de visite.

Celui-ci les distribue aussitôt aux malades d'après les indications du cahier de visite qu'il tient à la main ; il doit éviter avec soin toute erreur de destination et expliquer à chaque malade la manière de prendre les médicaments qui lui sont prescrits.

Les médicaments pour l'usage interne sont renfermés dans des fioles de verre blanc transparent et portent des étiquettes blanches manuscrites indiquant le numéro du lit et la dénomination de la potion.

Les médicaments liquides pour l'usage externe sont toujours renfermés dans des fioles ou flacons en verre coloré portant une étiquette rouge orangé collée sur le récipient, avec les mots : USAGE EXTERNE.

Dans la plupart des cas, l'infirmier doit faire lui-même l'application des médicaments pour l'usage externe ; s'il ne le fait pas, il explique au malade comment le médicament doit être employé.

Tisanes.

La liste des tisanes est établie dans chaque salle pendant la visite par un infirmier que désigne l'infirmier-major ; elle est signée par le médecin traitant avant son départ de la salle.

Les tisanes sont distribuées par la pharmacie après la visite et la contre-visite.

L'infirmier-major et les infirmiers de salle s'assurent que les malades ne manquent jamais de tisane.

Des veilleuses sont distribuées aux malades auxquels il est prescrit de boire chaud.

Substances toxiques.

Les liquides toxiques, même en solution étendue, doivent toujours être contenus dans des fioles ou flacons en verre coloré qui seront porteurs : 1º d'une *bande verte* sur toute leur circonférence; 2º d'une étiquette indiquant la nature de la substance toxique et le titre de la solution; 3º d'une seconde étiquette rouge orangé portant le mot : POISON.

L'infirmier doit veiller à ce qu'aucun malade n'absorbe, par distraction, le contenu d'une fiole ou flacon ainsi étiquetés.

Il est absolument interdit d'employer dans les salles de malades, pour quelque usage que ce soit, *des bouteilles à vin ou des bouteilles ayant contenu des eaux minérales.*

Transport des malades à l'hôpital et dans l'intérieur de l'établissement.

Les malades sont amenés à l'hôpital en voiture. Certaines garnisons possèdent des voitures spécialement construites pour cet usage, mais la plupart utilisent à cet effet les voitures d'ambulances munies en hiver de rideaux de laine, de couvertures et de bouillottes. Les malades assis prennent place sur les banquettes de la voiture, les malades couchés sont transportés sur des brancards (la grande voiture peut en recevoir 4 et la petite 2); mais il arrive souvent, lorsqu'il n'y a qu'un malade à transporter (entrée d'urgence), que ce malade est laissé dans son lit et que c'est ce lit, sommier et matelas, que l'on introduit dans la voiture d'ambulance.

A l'arrivée à l'hôpital, une sonnerie spéciale du concierge avertit les infirmiers de l'entrée des malades. Lorsque le malade couché est sur un brancard, il ne faut pas le transborder, et c'est avec ce brancard qu'on le monte dans la salle. S'il se trouve sur un lit, on entre celui-ci dans l'établissement et on fait passer le malade sur un brancard. Le brancard est placé parallèlement au lit, mais en sens inverse (tête-bêche); un infirmier se glisse entre le lit et le brancard, saisit et soulève le malade, puis, pivotant sur lui-même, le dépose sur le brancard. Si le malade n'est pas vêtu, on a d'abord déposé sur le brancard une couverture et un drap, lesquels sont ensuite relevés sur le malade.

Dans les corridors et salles, la manœuvre du brancard est simple et ne nécessite que deux infirmiers ; pour monter les escaliers, elle est plus compliquée et trois infirmiers sont nécessaires, un pour la tête, lequel marche en avant et tient les hampes à la manière ordinaire ; deux pour les pieds, lesquels placent chacun une hampe sur leur épaule ; de cette façon, le brancard et le malade conservent l'horizontalité.

Arrivé au lit, le malade est transbordé sur son lit par une manœuvre identique à celle qui vient d'être décrite. Toutefois, afin d'éviter à l'infirmier qui soulève le malade l'effort considérable nécessité par la différence de niveau existant entre le brancard et le lit, il est bon, lorsque la chose est possible, que deux autres infirmiers saisissent le brancard et le lèvent jusqu'à la hauteur du lit. Il en est de même lorsqu'on fait passer un malade d'un lit sur un brancard.

La manœuvre du brancard dans les escaliers et au niveau des portes est toujours chose délicate ; aussi, lorsque le malade est capable de se tenir assis, est-il préférable de le transporter au moyen d'un fauteuil muni de hampes, ou même dans un fauteuil ordinaire que deux infirmiers soulèvent par les pieds et les bras.

Dans les transports de malades qui ont lieu à l'intérieur des hôpitaux (changements de salles, transport aux bains ou à la salle d'opérations), il est généralement fait usage du brancard. L'emploi du fauteuil s'applique plutôt aux convalescents que l'on descend au jardin pour leur faire prendre l'air et qui ne sont *pas encore en état de s'y rendre eux-mêmes.*

2° SERVICE DES SALLES DE MALADES

ROLE DE L'INFIRMIER

Avant la visite.

Aussitôt le réveil, après avoir fait leur propreté corporelle et pris leur premier déjeuner, les infirmiers se rendent dans leur service respectif à l'heure indiquée par le tableau de service journalier. Ils distribuent aux malades leur déjeuner et procèdent aussitôt à la toilette sommaire des salles. Ils réparent le désordre de la nuit, changent les alèzes souillées et le linge sali depuis la veille, vident et nettoient les crachoirs, les vases de nuit, les urinaux, portent à la pharmacie les fioles à médicaments vides, à l'exception toutefois des récipients dont le contenu doit être pris par le malade avant la visite (purgatifs, vomitifs, etc.).

Ils procèdent en même temps à l'aération rapide des salles dont l'air a été vicié durant la nuit en ouvrant les fenêtres d'après les instructions du médecin traitant ; ils évitent toutefois d'ouvrir les fenêtres placées près des malades graves ou atteints d'affections des voies respiratoires (bronchite, pneumonie, pleurésie, etc.) et des voies digestives (diarrhée, dysenterie, etc.). Ils recommandent aux malades de bien se recouvrir de leurs couvertures et les abritent au besoin par des paravents.

L'aération terminée, ils règlent la température intérieure des salles, rallument les poêles s'il y a lieu et exécutent les prescriptions du médecin traitant relatives à la température à entretenir dans les salles.

L'infirmier-major s'assure que les malades ont procédé eux-mêmes à leur toilette ou que les infirmiers ont fait la toilette des malades incapables de se lever.

La température des malades est prise par les infirmiers désignés à cet effet par l'infirmier-major. Elle est immédiatement transcrite sur la feuille de températures. Les selles, vomissements, urines, crachats, etc., dont l'examen doit se faire ultérieurement par le médecin traitant, sont conservés soit dans les salles, soit dans un local spécial de la division, en raison des émanations qui peuvent être gênantes.

Les infirmiers refont les lits des malades et aident les convalescents à refaire le leur ; ils exécutent les travaux d'ordre et de propreté, puis, ces préparatifs terminés, ils procèdent à leur toilette personnelle (lavage des mains à l'eau chaude et au savon, changement de linge, endossement d'effets de corvée propres) et attendent l'arrivée du médecin traitant.

Pendant la visite.

A l'arrivée du médecin traitant, les infirmiers rangés près de la porte saluent militairement. Pendant toute la durée de la visite, les malades restent au lit et observent le plus grand silence.

L'infirmier-major désigne les infirmiers qui doivent rester de garde dans les salles et ceux qui doivent accompagner le médecin traitant. Il tient lui-même la liste des bains, des douches et des médicaments pour l'usage externe et prend note des instructions particulières données par le médecin traitant sur la manière de les appliquer.

Dans chaque salle, la liste des tisanes est dressée par un infirmier de la salle.

Un des infirmiers tient le cahier de visite du jour, celui de la veille est entre les mains du médecin traitant.

Un second infirmier tient à sa disposition de l'eau chaude et du savon ; un troisième lui présente, s'il y a lieu, les vases de nuit, les crachoirs, les bocaux à urines, etc. Les vases de nuit sont recouverts de plaques de verre et présentés à distance convenable ; immédiatement après, ils sont vidés dans les latrines.

Les crachoirs sont présentés le couvercle soulevé. Quand le médecin décide qu'il y a lieu de faire un examen bactériologique des crachats, le crachoir est porté au laboratoire de bactériologie accompagné d'une fiche indiquant le numéro de la salle et celui du lit du malade.

Si le médecin traitant désire ausculter un alité dont l'état de faiblesse ne lui permet pas de s'asseoir sans aide, un infirmier placé au pied du lit tend les mains au malade pendant qu'un autre le soulève doucement et le soutient.

Après la visite.

Aussitôt après la visite, les malades autorisés à se lever s'habillent ; les infirmiers procèdent à la propreté générale de la division.

Ils font le balayage des salles ; pendant cette opération, les pots à tisane et les divers flacons en service doivent être recouverts et bouchés.

Ils nettoient les vases de nuit et les crachoirs des malades suivant les instructions spéciales du médecin traitant.

Ces récipients sont, en général, lavés à l'eau bouillante additionnée de cristaux de soude en petite quantité, puis reçoivent une solution antiseptique.

Les infirmiers chargés de la tenue des cahiers de visite dressent rapidement le relevé des aliments et le relevé des médicaments pour l'usage interne en faisant le dépouillement des prescriptions inscrites sur le cahier de visite.

Après avoir été signés par le médecin traitant, ces relevés sont remis à la dépense et à la pharmacie.

Les médicaments pour l'usage externe sont transcrits sur un bon général qui, après signature du médecin traitant, est également remis à la pharmacie.

Contre-visite.

L'infirmier-major et les infirmiers chargés de la tenue des cahiers de visite accompagnent le médecin qui fait la visite du soir (contre-visite).

L'infirmier-major le met au courant des événements survenus depuis la visite du matin, lui signale les entrants, etc.

Les aliments et les médicaments prescrits à la contre-visite sont portés sur des bons visés par le médecin traitant; ils sont distribués immédiatement. Ces bons sont annexés aux relevés du jour de leur établissement.

Service de garde.

Le service de la garde dans les salles est de vingt-quatre heures. Le jour, il est pris de 10 h. 30 à midi, temps pendant lequel les infirmiers sont absents des divisions.

Dans chaque salle, le service de garde, la nuit, est

divisé en deux tours : le premier, de 6 heures du soir à minuit; le second, de minuit à 6 heures du matin.

Il est prescrit aux infirmiers de garde du deuxième tour de se coucher dans leur service aussitôt après le repas du soir, quand bien même ils n'auraient pas sommeil; ce repos leur est indispensable afin de leur permettre d'assurer convenablement leur garde à partir de minuit.

L'infirmier de garde ne doit jamais dormir sous aucun prétexte; il ne doit pas se laisser entraîner par l'envie de s'étendre sur un lit avec l'idée de s'y reposer sans dormir, car le sommeil le gagnerait sûrement malgré lui. Il ne doit user du fauteuil, s'il en existe dans la salle, qu'avec réserve et pour la même raison.

Pour se tenir éveillé, il est recommandé de s'occuper ou de lire; le mouvement empêche aussi le sommeil.

Les infirmiers de garde ne doivent jamais perdre de vue qu'ils sont à peu près les seules personnes éveillées de l'hôpital et que, conséquemment, ils ont non seulement la responsabilité des malades confiés à leurs soins, mais aussi celle des locaux (incendie, fuite d'eau, fuite de gaz, etc.).

L'infirmier de garde ne perd de vue aucune des recommandations que l'infirmier-major lui a faites au moment de prendre son service. Il visite fréquemment les malades graves, respecte leur sommeil s'ils dorment, les recouvre s'ils sont découverts, les interroge s'ils sont éveillés et les aide à satisfaire leurs besoins.

Il appelle le médecin de garde dès qu'un malade le demande ou chaque fois que des soins imprévus lui paraissent utiles.

Il entretient les feux de la salle pour maintenir la température au degré prescrit et rend compte à l'infirmier-major de garde des événements qui peuvent se produire entre chaque ronde.

La garde est un service personnel et il interdit aux infirmiers d'opérer entre eux des remplacements partiels, car c'est toujours le titulaire de la garde qui est responsable et non son remplaçant.

Si un infirmier se juge incapable d'assurer son service de garde (raison de santé, préoccupation de famille, etc.), il doit s'adresser à l'officier d'administration gestionnaire et demander son remplacement plutôt que de prendre la garde dans des conditions défectueuses.

Les infirmiers prennent la garde de préférence dans le service où ils sont employés.

Propreté et entretien.

Après les repas, les infirmiers emportent à l'office les ustensiles des malades pour procéder au lavage à l'eau bouillante contenant une légère quantité de cristribution qui doivent être entretenus dans le plus grand tribution qui doivent être entretenus dans le plus grand état de propreté.

L'après-midi est consacré aux divers travaux d'entretien et de tenue des salles, d'après le tableau d'emploi du temps établi par le médecin traitant.

Les infirmiers balayent et cirent les parquets, frottent les tables, les tables de nuit, les tablettes de lits, battent les tapis, nettoient les fenêtres, les portes vitrées et autres, etc., en un mot exécutent tous les travaux qu'exigent la propreté et le bon état des salles.

Les paillassons qui se trouvent aux différentes issues ainsi que les tapis sont battus énergiquement. Ce battage ne doit jamais être fait aux fenêtres des salles, mais dans un endroit aussi éloigné que possible des locaux habités.

Échange du linge.

Les draps de lit et le linge de corps des malades sont renouvelés périodiquement :

Les draps de lit tous les 14 jours.

Les caleçons......................⎫
Les chemises......................⎪
Les cravates.......................⎬ tous les 7 jours.
Les bonnets de coton............⎪
Les chaussettes...................⎪
Les mouchoirs et les serviettes. ⎭

Ces rechanges n'excluent pas ceux qui peuvent être prescrits par les médecins traitants ou commandés par des circonstances particulières.

Les capotes ou vareuses et les pantalons des malades, les tabliers, les sarraux, les torchons, etc., sont changés suivant les besoins.

La distribution du linge propre est faite aux malades après la visite, sous la surveillance de l'infirmier-major. Le linge sale, placé dans des récipients ou cylindres métalliques fermés par un couvercle, est enlevé immédiatement de la division et remis chaque jour à la buanderie. Au retour de la buanderie, les caisses métalliques à linge sale sont désinfectées avant d'être réintégrées dans le service.

L'infirmier de la buanderie donne reçu du linge sale sur la liste du linge à échanger à l'aide de laquelle l'infirmier-major touche à la lingerie la même quantité de linge propre.

La réserve de linge de chaque service est ainsi toujours maintenue au complet. Le linge d'un sortant est toujours blanchi.

3° HYGIÈNE HOSPITALIÈRE

Aération des salles.

Il est nécessaire de réaliser deux fois par jour un renouvellement complet de l'air de la salle, en établissant des courants d'air actifs par l'ouverture des fenêtres opposées, selon les indications particulières données par le médecin traitant, en ce qui concerne le nombre des fenêtres et des impostes à ouvrir simultanément.

En principe, l'aération des salles est pratiquée au réveil et dans l'après-midi. Elle doit durer dix minutes au moins, même pendant la saison froide. Les infirmiers évitent toutefois d'ouvrir les fenêtres placées près des malades graves ou atteints d'affections des voies respiratoires (bronchite, pneumonie, pleurésie, etc.) et des voies digestives (diarrhée, dysenterie, etc.). Ils recommandent aux malades de bien se recouvrir de leurs couvertures et les abritent au besoin par des paravents. (Voir article « Avant la visite ».)

Si, pendant la journée, les fenêtres doivent rester ouvertes, ce ne sera que d'un côté seulement, et du côté opposé au vent.

La nuit, les fenêtres sont fermées et l'aération est assurée soit par l'ouverture partielle des impostes, soit par des appareils de ventilation.

Température des salles.

La température des salles est fixée par le médecin traitant.

Quelle que soit la température extérieure, la température des salles ne doit jamais descendre au-dessous de 14 degrés centigrades, alors même que les fenêtres sont ouvertes.

L'uniformité de la température dans les salles est obtenue par le réglage des appareils de chauffage. Des consignes spéciales tracent, suivant les moyens de chauffage en usage dans l'hôpital (poêles, calorifères, circulation d'eau chaude), la ligne de conduite du personnel chargé de ce service.

Tranquillité des salles.

La tranquillité et le silence doivent régner dans les salles, où il est interdit de fumer et de jouer de l'argent.

Les infirmiers empêchent les malades de chanter, de converser bruyamment, de se coucher tout habillés sur leurs lits ; ils recommandent aux joueurs de faire peu de bruit et surveillent les personnes étrangères pour éviter toute fatigue aux malades. Il arrive parfois, en effet, qu'une parole, une expression de physionomie, une consolation maladroite, une conversation prolongée soient la cause d'une fatigue, d'un ennui et même d'une inquiétude chez un malade.

Propreté des salles de malades.

L'entretien des parquets varié suivant qu'ils sont en bois ou cimentés.

Dans le premier cas, ils sont généralement cirés. Pendant que les fenêtres sont ouvertes, on les balaie au balai de crin, en soulevant le moins possible de poussières, et on les frotte au tampon de laine ; mieux vaut cependant, au lieu du balayage à sec, essuyer le parquet avec un tampon de laine ou un linge légèrement humide, qui ramasse les poussières sans les soulever.

On les passe à la cire toutes les fois que cela est nécessaire (habituellement deux fois par semaine).

Pendant le balayage, les pots à tisane et les divers flacons en service doivent être recouverts et bouchés.

Après chaque balayage, les poussières sont recueillies et brûlées.

Afin d'éviter de soulever des poussières, le balayage peut s'opérer de la façon suivante : à l'une des extrémités de la salle et sur toute sa largeur, les infirmiers projettent une quantité aussi minime que possible de sciure de bois humidifiée à l'aide d'une solution désinfectante. Cette sciure de bois est poussée avec des balais jusqu'à l'autre extrémité et passée sous les lits, les tables, les bancs, dans tous les coins et recoins. Elle entraîne ainsi toutes les poussières qu'elle rencontre ; elle est après cela jetée au feu. Si les parquets sont cirés, ils sont ensuite frottés à sec pour en assurer le brillant.

Il est absolument interdit de cracher par terre. Des crachoirs collectifs ou individuels sont mis à la disposition et à la portée des malades. Ces crachoirs doivent être tenus en parfait état de propreté, contenir une solution ou poudre antiseptique prescrite par le médecin-chef, être fréquemment vidés et plongés un certain temps dans l'eau bouillante additionnée de cristaux de soude.

Les murs des salles de malades sont nettoyés par différents procédés, suivant qu'ils sont peints à l'huile et vernis, ou seulement passés à la chaux.

Dans le premier cas, qui est aujourd'hui le plus fréquent dans les hôpitaux militaires, les murs et les plafonds sont essuyés deux fois par semaine avec un tampon de laine pour enlever les poussières, et lavés avec une éponge imbibée d'une solution antiseptique. Dans le second cas, il est prescrit de passer une nouvelle couche tous les six mois, et plus souvent, suivant les besoins.

Les différents travaux d'entretien et de nettoyage de la division s'exécutent, sous la surveillance personnelle et constante de l'infirmier-major, d'après les ordres du médecin traitant qui établit une consigne à ce sujet.

Propreté des latrines.

Une propreté minutieuse est de rigueur dans les latrines; leur entretien nécessite une surveillance de tous les instants.

Le sol, bitumé ordinairement, est lavé à grande eau plusieurs fois par jour ; la couche de coaltar dont les murs sont recouverts sur une certaine hauteur est renouvelée au moins une fois par mois.

Il est absolument défendu de jeter par les lunettes ou dans les cuvettes des objets ou du papier en morceaux volumineux, qui peuvent obstruer les soupapes et les tuyaux de chute ; pareille défense est faite en ce qui concerne les reliefs des tables et les détritus de toute nature.

Du papier est en tout temps mis à la disposition des malades, dans des boîtes placées à cet effet dans les latrines.

Chaque jour, les urinoirs sont lavés à grande eau et brossés pour éviter tout dépôt de croûtes cristallines ; ils reçoivent, tous les quatre ou cinq jours en moyenne, une couche d'une solution dont la composition est fixée par le médecin-chef. Le corps gras le plus généralement employé, et qui paraît avoir donné les meilleurs effets pour le graissage des urinoirs, est un mélange d'huile lourde de houille et d'huile minérale dans des proportions telles que la densité du mélange n'atteigne pas 1.000 : la solution surnage ainsi au-dessus de l'urine et sert d'isolateur dans les bondes siphoïdes.

Les rigoles où passent les urines doivent être débarrassées des sédiments urineux. On les repique avec un marteau, ou on les traite à l'acide chlorhydrique à 10 p. 100 avant d'étendre une nouvelle couche huileuse.

Pour la désinfection des latrines et des fosses, voir article « maladies contagieuses, § désinfection ».

L'infirmier-major exerce sur les latrines une surveillance constante : fréquemment il s'assure personnellement que l'infirmier chargé du service des latrines exécute les ordres que le médecin traitant a spécifiés dans une consigne spéciale.

Locaux accessoires de la division.

Les locaux accessoires (cabinets pour le médecin traitant, pour l'infirmier-major, pour les infirmiers de visite, les réfectoires, l'office, etc.) sont nettoyés et mis en ordre en même temps que les salles, avant la visite et dans l'intervalle qui sépare la visite du matin de la visite du soir.

Ces locaux sont entretenus avec le même soin que les salles.

Crachoirs individuels, vases de nuit et urinaux.

Crachoirs. — Sauf prescription contraire du médecin traitant, les crachoirs doivent être vidés dans les latrines, puis lavés dans une terrine où l'on a mis de l'eau bouillante additionnée de cristaux de soude ; ce lavage ne doit pas s'exécuter avec les mains, mais avec une lavette spéciale. Après lavage, les crachoirs sont essuyés et avant de les rendre aux malades on y verse une petite quantité de liquide désinfectant (ordinairement du sublimé). Après cette opération, les infirmiers doivent se laver immédiatement les mains.

Vases de nuit. Urinaux. — Le meilleur liquide pour laver ces récipients est la solution chlorhydrique à 10 p. 100, qui fait disparaître l'odeur et les dépôts ou incrustations qui pourraient se trouver à l'intérieur de ces vases.

Notions sur le filtrage des eaux.

Une eau limpide peut contenir des microbes pathogènes et, par suite, être impropre à la consommation ; aussi l'eau de boisson est-elle l'objet d'une surveillance constante qui a pour but d'en maintenir la pureté.

Pour priver les eaux des germes dangereux qu'elles peuvent renfermer, on a imaginé un grand nombre de filtres, dont les plus recommandés sont les filtres Pasteur à bougies en porcelaine, système Chamberland.

Ces bougies s'encrassent facilement et se couvrent d'un enduit terreux plus ou moins épais qui est enlevé aussi fréquemment que la formation du dépôt l'exige. La bougie est brossée avec soin sous un jet d'eau entraînant le dépôt. On ne se sert jamais d'éponge pour faire ce nettoyage.

La stérilisation des filtres Chamberland doit être pratiquée au moins une fois par semaine, pour détruire les micro-organismes déposés à la surface ou dans les pores des bougies.

Ces bougies étant soigneusement nettoyées, on les stérilise par l'un des procédés suivants :

1° On maintient les bougies immergées dans l'eau bouillante pendant une demi-heure ;

2° On porte les bougies dans une étuve à vapeur sous pression et on opère ensuite comme pour une désinfection ordinaire ;

3° On soumet les bougies à une chaleur sèche de 250 à 300 degrés. Cette température peut être réalisée facilement dans les fours Pasteur, dans les fours de boulanger ou même dans les fourneaux de cuisine ; la température des fours de boulanger pendant la cuisson du pain varie de 225 à 300 degrés. Il n'est d'ailleurs aucunement nécessaire de vérifier avec un thermomètre la température à laquelle les bougies ont été soumises, il suffit de se conformer à l'indication suivante : l'orifice de la tétine de quelques bougies ayant été préalablement obturé avec un tampon de ouate, on prolongera la stérilisation jusqu'à ce que ce tampon ait pris une teinte franchement brune.

La stérilisation par la chaleur sèche, ou par l'étuve à désinfection, présente l'avantage de régénérer les bougies c'est-à-dire de leur rendre à peu près leur débit primitif. L'expérience a montré que le débit d'une bougie stérilisée par l'un de ces procédés est toujours supérieur au débit de la même bougie stérilisée par l'ébullition dans l'eau.

Pour éviter la casse des bougies pendant le transport et la stérilisation, il est avantageux de les placer dans des paniers métalliques, légers, sans soudure, en tôle pleine ou en treillis de fil de fer.

A défaut de filtre Pasteur, un moyen pratique et aussi efficace de priver l'eau de tout microbe, c'est de la faire bouillir et la laisser ensuite refroidir à l'abri des poussières de l'air en ayant soin de recouvrir les récipients qui la contiennent.

L'eau bouillie étant un peu fade, on y ajoute d'ordinaire une substance aromatique (glyzine ou autre) avant de la consommer.

4° TENUE DES CAHIERS DE VISITE.

Régime alimentaire.

Les malades sont traités suivant un des régimes ci-après :

Grand régime ;
Petit régime ;
Régime des diètes.

Le *grand régime* comprend 4 degrés, composés, aux repas du matin et du soir, de la manière suivante :

ALIMENTS.	4 DEGRÉS.	3 DEGRÉS.	2 DEGRÉS.	1 DEGRÉ.
Pain	320 gr.	240 gr.	160 gr.	80 gr.
Soupe...........	40 centil.	40 centil.	40 centil.	40 centil.
Viande crue.....	150 gr.	150 gr.	100 gr.	75 gr.
Légumes........	25 centil.	25 centil.	125 millil.	125 millil.

Le *petit régime* comprend 3 degrés, composés, aux repas du matin et du soir, de la manière suivante :

ALIMENTS.	2 DEGRÉS.	1 DEGRÉ.	1/2 DEGRÉ.
Pain	160 gr.	80 gr.	40 gr.
Soupe ou potage	40 centil.	40 centil.	40 centil.
Aliments du tarif...........	2	2	2

Les sous-officiers, à quelque régime qu'ils soient, peuvent toujours recevoir un dessert à chaque repas.

Les militaires appartenant à la gendarmerie et à la garde républicaine, ainsi que les brigadiers et les caporaux fourriers, sont toujours traités comme sous-officiers.

Au réveil, les malades à trois ou quatre degrés du grand régime peuvent recevoir du café noir avec vingt-cinq grammes de pain.

Tous les autres malades peuvent recevoir soit du café noir ou au lait, soit du chocolat au lait ou à l'eau, avec vingt-cinq grammes de pain, soit vingt-cinq centilitres de lait simple, soit une soupe maigre avec vingt-cinq grammes de pain.

Le médecin traitant peut, dans tous les régimes, retrancher un ou plusieurs aliments. Lorsque ces suppressions ne portent que sur le grand régime, il n'en est pas tenu compte dans les relevés, et les aliments retranchés sont alors distribués à d'autres malades.

Le *régime des diètes* est commun aux officiers, sous-officiers et soldats ; il comprend trois degrés, composés, aux repas du matin et du soir, de la manière suivante :

DIÈTE AVEC ALIMENTS.	DIÈTE LACTÉE.	DIÈTE ABSOLUE.
2 aliments du tarif.	Lait : 1 litre.	Néant.

Pour la diète alimentaire, l'un des deux aliments peut être du bouillon gras et comporte, par conséquent, une allocation de viande (120 grammes), qui naturellement n'est pas distribuée aux malades à la diète, mais qui est donnée en surcroît aux autres malades.

Alimentation des officiers.

Le grand régime des officiers comprend quatre degrés comme celui des sous-officiers et soldats ; mais les officiers ont droit au potage au lieu de soupe et ils reçoivent cinq aliments du tarif au lieu de deux.

Le petit régime des officiers est le même que celui des sous-officiers et soldats ; toutefois il comprend cinq aliments du tarif des allocations alimentaires au lieu de deux.

Les officiers supérieurs ont droit, à chaque repas, à un aliment en plus.

Boissons alimentaires.

Les boissons alimentaires sont indépendantes du régime alimentaire.

Les prescriptions qui peuvent être faites pour chaque repas sont les suivantes :

	VIN.	LAIT.	BIÈRE ou CIDRE.	THÉ.
	centil.	centil.	centil.	centil.
Officiers.................	50	50	75	50
	25	25	50	25
	20	50	50	25
Sous-officiers et soldats..	15	25	25	»
	10	»	»	»

Menus communs des différents régimes.

Chaque semaine, des menus communs sont arrêtés pour le grand régime d'une part, et pour le petit régime d'autre part. Ils sont communiqués à tous les médecins traitants et affichés à la salle de garde.

Les malades sont soumis à l'un ou l'autre de ces régimes, à moins qu'une alimentation spéciale ne soit nécessaire.

Les entrants sont soumis au régime alimentaire qui leur est prescrit sur bon.

On s'écarte le moins possible des menus communs du jour.

Cahiers de visite.

L'infirmier chargé de la tenue des cahiers de visite y porte, sous la dictée du médecin traitant, toutes les prescriptions relatives à chaque malade.

Ces cahiers sont renouvelés tous les mois; ils comprennent le nombre de feuilles présumé nécessaire pour la division, à raison de une page par lit de malade ; ils sont au nombre de deux, l'un pour les jours pairs, l'autre pour les jours impairs.

Ci-après le modèle de la couverture et d'une page du cahier de visite :

CORPS D'ARMÉE
ou
GOUVERNEMENT
MILITAIRE
d

PLACE D

(1) Infirmerie régimentaire (indiquer le corps) ou Hôpital militaire d

(2) Nom et grade du médecin traitant.

(3) Pairs ou impairs.

(4) Blessés. fiévreux, contagieux ou vénériens.

(5) Nombre en toutes lettres.

SERVICE DE SANTE.

(1)

MOIS D   19

CAHIER

DE LA VISITE DE M. (2)

MÉDECIN

DIVISION D (4)

JOURS (3)

Le soussigné, médecin aide-major chargé de suivre la visite de la division des (4)   , faite par M. (2) certifie que le présent cahier de visite, contenant (5) pages, est conforme aux prescriptions faites pendant le mois d   19   .

Le Médecin aide-major,

Vu et approuvé par le Médecin traitant,

INSTRUCTION.

Les prescriptions alimentaires et médicamenteuses faites à la visite du matin pour toute la journée sont inscrites sur le présent cahier de visite, composé d'autant de feuilles qu'il y a de lits et divisé en deux parties, l'une pour les jours pairs, l'autre pour les jours impairs.

Dans les *infirmeries*, ce cahier est signé tous les mois et à la sortie de chaque malade par le médecin chef de service.

Dans les *hôpitaux militaires*, il est signé tous les mois par le médecin aide-major et par le médecin traitant; ce dernier le signe également à la sortie de chaque malade.

Les cahiers de visite sont conservés par les corps de troupe et par les hôpitaux deux ans après l'année qu'ils concernent; ils sont ensuite incinérés.

SALLE Nº   . LIT Nº   .

NOMS ET PRÉNOMS.	CORPS.	DATES		MUTA-TIONS.
		DE L'INVASION de la maladie.	DE L'ENTRÉE à l'hôpital.	

JOURS du MOIS.	ALIMENTS		BOISSON ALIMENTAIRE		REMÈDES et PRESCRIPTIONS.	OBSER-VATIONS.
	du MATIN.	du SOIR.	du MATIN.	du SOIR.		

Les prescriptions sont inscrites successivement dans les cases disposées horizontalement, pour les malades qui se succèdent dans le même lit.

La prescription du régime alimentaire est toujours faite à haute voix, afin que chaque malade sache ce qui doit lui être donné en aliments.

Le diagnostic et toutes les indications importantes sont mentionnés dans la colonne d'observations.

Afin de pouvoir écrire sous la dictée, il y a nécessité d'employer des abréviations tant pour le régime alimentaire que pour les médicaments.

Les notices n°ˢ 1 et 2 donnent les abréviations réglementaires.

Cependant les substances vénéneuses doivent toujours être écrites en toutes lettres (strychnine, sublimé, atropine, etc.).

Pour les médicaments composés, on écrit également en toutes lettres le nom de la substance toxique. Exemple : pour sulfate de quinine on écrit : *s. quinine*.

Les décimales sont écrites en toutes lettres : on écrira *25 milligrammes* d'atropine et non 0 gr. 025 ; ou encore *10 centigrammes* d'opium et non 0 gr. 10.

Les aliments et médicaments délivrés sur bons, pour les entrants et les autres malades, sont inscrits sur le cahier de visite entre deux parenthèses à la date du jour où ils ont été prescrits, ou bien on ajoute en regard de l'inscription : *par bon*.

Chaque fois qu'un lit devient vacant, le médecin traitant met son visa, dans la case des prescriptions de la dernière visite, sur chacun des deux cahiers.

A la fin du mois, le médecin traitant vérifie les cahiers de visite, les signe et les remet à l'officier d'administration gestionnaire.

Bons et relevés.

Il existe deux espèces de bons :

1° Les bons d'aliments et de médicaments ;
2° Les bons particuliers.

Les premiers sont établis pour assurer l'alimentation des malades entrants ; ils font mention de la nature du régime prescrit et du nombre de malades à qui le régime est attribué, soit pour toute la journée, soit pour le soir seulement. Ils sont signés par le médecin de garde, visés par le médecin traitant et annexés au relevé d'aliments du jour de l'entrée.

Des bons semblables sont établis pour les médicaments prescrits aux entrants, ou, dans les cas d'urgence, à d'autres malades. Le médecin de garde les signe avant de les envoyer à la pharmacie ; ils sont également signés par le médecin traitant et annexés au relevé de pharmacie du jour de l'entrée.

Les médicaments pour l'usage externe (gargarismes, lavements, injections, etc.), qu'ils soient prescrits à la visite ou d'urgence, font toujours l'objet d'un bon spécial du même modèle que celui employé pour les entrants.

Les aliments ne doivent jamais figurer sur le même bon que les médicaments.

Le *bon particulier* est destiné aux objets de pansement et aux objets de consommation nécessaires dans les divisions de malades.

Relevé d'aliments.

Aussitôt après la visite, l'infirmier chargé de la tenue des cahiers de visite établit le relevé (particulier) des prescriptions alimentaires et le relevé des médicaments.

Il importe que le relevé des prescriptions alimentaires soit très exact et qu'il soit fait très rapidement, afin que la cuisine ait le temps de préparer les aliments destinés au déjeuner des malades.

A cet effet, on dresse d'abord un relevé préparatoire, appelé *musique* ou *minute*, du modèle ci-après, qui indique mieux que toute autre description la manière de l'établir.

° DIVISION
d °

MINUTE

——

DU RELEVÉ PARTICULIER.

——

Visite du   19 .

Officiers
ou
sous-officiers
et soldats.

- Grand régime.
  - 4 degrés.
  - 3 —
  - 2 —
  - 1 —
- Petit régime..
  - 2 —
  - 1 —
  - Demi-degré.
- Diètes........
  - avec aliments.
  - lactées.
  - absolues.

1er déjeuner....
- Café noir.
- Café au lait.
- Chocolat à l'eau.
- Chocolat au lait.
- Lait simple.
- Soupe maigre.

Vin..........
- à 10 centilitres.
- à 15 —
- à 20 —
- à 25 —
- à 50 —

}TOTAL :
litres.

Lait..........
- à 25 —
- à 50 —

}TOTAL :
litres.

Bière ou cidre..
- à 25 —
- à 50 —
- à 75 —

}TOTAL :
litres.

Thé sucré.
Bouillon.
Soupe.
Panade.

Potages ....
- Pâte d'Italie.
- Riz.
- Semoule.
- Tapioca.
- Vermicelle.

Viande.
Volaille.
Poissons.

Œufs...,.......
- sur le plat.
- en omelette.
- à la coque.

}TOTAL :

Légumes.......

Dessert.........

NOTA. — Il est établi une minute spéciale pour les officiers.

Les indications de la minute permettent d'établir rapidement le relevé des prescriptions alimentaires dont le modèle suit :

Mois d   19 .

SERVICE DE SANTÉ.

DIVISION D   HOPITAL MILITAIRE D

RELEVÉ PARTICULIER des prescriptions faites à la visite du   19 , par M.   , médecin traitant.

TABLEAU N° 1. — *Effectifs.*

A	Officiers supérieurs.	Officiers.	Sous-officiers.	Soldats.	TOTAL.
	1	2	3	4	5
Restants le matin....					
Entrés............					
Totaux........					

TABLEAU N° 2. — *Régimes prescrits.*

A	GRAND RÉGIME.				PETIT RÉGIME.			DIÈTE			TOTAUX.	OBSERVATIONS.
	4 degrés.	3 degrés.	2 degrés.	1 degré.	2 degrés.	1 degré.	Dem.-degré.	avec aliments.	lactée.	absolue.		
	1	2	3	4	5	6	7	8	9	10	11	12
Matin....												
Soir.....												

TABLEAU N° 3. — *Boissons.*

BOISSONS PRESCRITES.	MATIN.		SOIR.	
A	Litres.	Centilitres.	Litres.	Centilitres.
	1	2	3	4
Vin................				
Lait				
Lait (pour diète lactée)....				
Bière				
Cidre............				
Thé sucré............				

TABLEAU N° 3. (Suite.) — *Aliments du petit régime.*

ALIMENTS PRESCRITS. A	MATIN.			SOIR.		
	Gras. 1	Maigre. 2	Au lait. 3	Gras. 4	Maigre. 5	Au lait. 6
Bouillon................						
Soupe..................						
Panade.................						
Potages. { Pâtes d'Italie..						
Semoule........						
Tapioca........						
Vermicelle						

	MATIN. 1	SOIR. 2
Café noir...		
Café au lait..		
Chocolat à l'eau......................................		
Chocolat au lait......................................		
Lait simple...		
Soupe maigre..		

TABLEAU N° 3. (Suite.) — *Aliments du petit régime.*

ALIMENTS PRESCRITS. A	MA- TIN. 1	SOIR. 2	ALIMENTS PRESCRITS. A	MA- TIN. 1	SOIR. 2
Viande rôtie			Desserts au kilogr. { Cerises.........		
Côtelette.................			Confitures		
Beefsteack			Dattes.........		
Œufs { sur le plat.......			Figues fraiches.		
en omelette........			Figues sèches..		
à la coque........			Mendiants.....		
Poisson frais.............			Fraises........		
Lièvres			Framboises....		
Lapins...................			Fromages......		
Charcuterie..............			Groseilles		
Poulets et canards........			Pruneaux......		
Perdreaux.....			Prunes........		
Pigeons..................			Raisins frais...		
Dindons.................			Suppléments des officiers supérieurs et des sous-officiers. { ...		
Légumes frais ordinaires..			...		
Légumes fins.............			...		
Légumes secs.............			..		
Desserts au nombre. { Abricots.......			...		
Biscuits.......			..		
Oranges.......			...		
Pêches........			...		
Poires........			...		
Pommes.......			...		

NOTA. — Il sera toujours établi un relevé spécial pour les officiers.

Pour les boissons, la totalité des prescriptions devra ressortir en litres et centilitres;

Pour les desserts au poids, en kilogrammes et grammes;

Pour les desserts au nombre, en unités;

Pour les œufs, en unités également.

Il est annexé au présent relevé bons pour entrants après la visite du matin.

Certifié conforme au cahier de visite :

A   , le   19   .

Le Médecin traitant,

Il est toujours établi un relevé spécial pour les officiers.

Relevé des médicaments.

Comme pour le relevé des aliments, pour le relevé
dés médicaments, il est établi un relevé préparatoire,
appelé également musique ou minute.

On se sert d'une feuille de papier sur laquelle sont
écrits d'avance les médicaments internes les plus employés dans la division, en observant strictement l'ordre indiqué dans la notice n° 2.

Chaque fiole à médicaments doit porter une étiquette
indiquant la nature du médicament, sa dose et le numéro du lit du malade auquel il est destiné. Ces étiquettes sont établies à l'aide de la minute du relevé
des médicaments.

Pour ne pas retarder la préparation de ceux-ci, les
étiquettes sont remises à la pharmacie aussitôt qu'elles
sont terminées ; la préparation des potions peut se
faire d'après leurs indications.

Le pharmacien vérifie les potions au moment de leur
livraison avec le relevé des médicaments.

Les médicaments pour l'usage externe sont relevés
sur un bon particulier et délivrés dans des récipients
en verre coloré, portant une étiquette rouge orangé,
collée sur le récipient, avec les mots : USAGE EXTERNE;
*l'emploi des bouteilles à vin et des bouteilles ayant
contenu des eaux minérales est formellement interdit.*

La liste des tisanes est établie par un infirmier de
la salle (voir article « Pendant la visite »).

5° EXÉCUTION DES PRESCRIPTIONS

MÉDICALES.

Quand le médecin traitant a fait ses prescriptions et que la pharmacie a délivré les médicaments prescrits, il faut se préoccuper d'administrer au malade les médications ordonnées.

TISANES. — Les malades ayant presque toujours soif, il faut, dès le moment de leur entrée, leur procurer de la tisane. Aux blessés on donne de la solution de glyzine dite *tisane commune*, aux fiévreux on donne de la *tisane pectorale* (infusion de fleurs aromatiques) ou du *tilleul*. Les malades qui toussent ont besoin de boire chaud, aussi faut-il leur délivrer une veilleuse dans le récipient de laquelle on met leur tisane à tiédir. Plus tard, la tisane est prescrite aux malades, comme les autres médicaments, par le médecin traitant.

POTIONS. — Les potions, délivrées dans de petites fioles blanches, sont généralement prises par petites cuillerées, toutes les deux ou trois heures. Toutefois, lorsque l'infirmier doit aider le malade à prendre sa potion et lui soutenir la tête d'une main, le maniement de la cuiller est si difficile de la seule main restée libre, qu'il vaut mieux, dans ce cas, se servir du verre ou du biberon (voir article « Grands Malades ») dans lequel on verse le contenu de la cuiller.

CACHETS. — Lorsque le malade est en état de prendre lui-même ses cachets, l'infirmier doit lui apprendre à le faire : tremper le cachet dans la tisane pour le ramollir, le déposer profondément dans la bouche sur la base de la langue et l'avaler avec une gorgée de tisane. Du liquide étant nécessaire pour dissoudre le cachet dans l'estomac, il est indispensable de boire au moins un demi-verre de tisane après avoir avalé le cachet. Lorsque le malade ne peut prendre ses cachets lui-même, l'infirmier doit procéder comme il est dit plus loin (article « Grands Malades »).

PILULES, BOLS ET CAPSULES. — Les pilules, les bols et les capsules se prennent comme les cachets, avec cette seule différence qu'il n'y a pas lieu de les ramollir avant de les déposer au fond de la bouche.

PURGATIFS. — Les purgatifs doivent être absorbés le matin à jeun, avant la visite ; aussi sont-ils délivrés par la pharmacie et remis aux malades la veille au soir. Les purgatifs les plus usités dans les hôpitaux sont *l'eau de Sedlitz* artificielle et *l'huile de ricin*.

La bouteille d'eau de Sedlitz, nécessaire à une purge, contient deux grands verres de liquide ; le malade doit absorber ces deux verres à une demi-heure d'intervalle l'un de l'autre. Après avoir bu, il doit se laver la bouche avec de la tisane ou sucer une tranche de citron pour masquer le goût amer et pénible de la purge. La bouteille est bouchée avec un bouchon ficelé qu'il ne faut enlever qu'au dernier moment, afin d'éviter l'échappement du gaz qu'elle contient.

L'huile de ricin (dose 60 grammes) est versée lentement dans un verre qui contient soit le jus d'une orange, soit de la bière, soit du café, et on présente ainsi le verre au malade sans l'agiter. Par suite de sa légèreté plus grande, l'huile de ricin flotte au-dessus du liquide qui occupe le fond du verre, et lorsque le malade boit, il ne perçoit que le goût du liquide aromatique ; la saveur nauséeuse de l'huile se trouve masquée.

Pendant que la purge opère, le malade a généralement soif ; il faut lui donner à boire du tilleul ou du thé léger chaud (une boisson froide lui occasionnerait des coliques). Un seau hygiénique doit être placé près de son lit, afin de lui éviter les fatigues de nombreux habillages et de courses aux latrines ; il ne faut pas omettre de lui donner le papier nécessaire.

VOMITIFS. — Le vomitif le plus employé est la *poudre*

d'ipéca en suspension dans une potion ou dans un demi-verre d'eau sucrée. Le contenu du verre est agité avec soin, puis avalé en une seule fois ; et aussitôt après, le malade doit absorber un verre d'eau tiède. Il s'étend alors dans son lit, et, muni d'une cuvette, il attend le vomissement. Il est bon de savoir que cette période d'attente s'accompagne d'un certain malaise et d'une sensation de froid assez pénible. Lorsqu'il a vomi, le malade doit avaler un nouveau verre d'eau tiède destiné à faciliter le vomissement suivant ; un vomitif fait vomir en effet de deux à trois fois. Lorsque tout est fini, il faut apporter au malade de l'eau pour se laver la bouche, les lèvres et la moustache.

GARGARISMES. — Les gargarismes sont des préparations avec lesquelles les malades atteints d'angine pratiquent des lavages de leurs amygdales et de leur gorge. Ils sont contenus dans de grandes fioles en verre coloré munies d'une bande rouge orangé. Pour se gargariser on prend dans la bouche une forte gorgée de gargarisme, puis rejetant la tête en arrière on fait gargouiller ce liquide dans la gorge de manière à en baigner toutes les parties. On le rejette ensuite dans le crachoir, et on recommence deux ou trois fois cette opération. Les gargarismes étant parfois toxiques, les malades doivent faire leur possible pour ne pas en avaler.

COLLYRES. — Les collyres sont des préparations destinées à être instillées par gouttes dans les yeux. On emploie pour cela un compte-gouttes. Le malade étant assis sur une chaise ou dans son lit, on lui renverse la tête en arrière, et tandis que, de deux doigts de la main gauche, on lui écarte les paupières, de la main droite on presse sur le compte-gouttes et on fait tomber sur le globe de l'œil le nombre de gouttes prescrit. Avant d'emplir le compte-gouttes il faut toujours, par crainte d'erreur, vérifier l'étiquette du collyre.

INJECTIONS HYPODERMIQUES. — On appelle ansi l'injection sous la peau d'une solution médicamenteuse, au

moyen d'une seringue, dite *seringue de Pravaz*, et d'une
aiguille creuse. Les médicaments que l'on administre
sous cette forme étant d'ordinaire des substances très
actives, la pratique des injections hypodermiques est
réservée au médecin traitant ou au médecin de garde.
Néanmoins, il est utile qu'un infirmier se trouve, le
cas échéant, en état de les pratiquer. En voici le mé-
canisme. Après avoir aseptisé vos mains, la seringue
et la région de la piqûre (en général, entre les côtes
et le bassin), et après avoir vérifié la limpidité et l'étiquette de la solution à injecter, vous chargez la seringue et vous l'amorcez ; puis vous saisissez, entre le
pouce et l'index de la main gauche, la peau du malade
et vous la soulevez en formant un pli. La seringue étant
tenue de la main droite, vous appuyez la pointe de
l'aiguille à la base du pli formé, et d'un coup sec vous
enfoncez l'aiguille entre les deux lames de peau qui
constituent ce pli. La main gauche lâche alors la
peau ; et, après vous être assuré que l'aiguille n'est
pas engagée dans les tissus profonds, vous injectez
lentement la totalité ou la moitié du contenu de la
seringue, suivant qu'on a prescrit une injection ou
une demi-injection. L'injection faite, vous retirez vivement l'aiguille et, avant de rabattre la chemise du malade, vous recouvrez la région piquée avec un carré de
ouate hydrophile.

Les injections de *sérums médicamenteux* (antidiphté-
ritique, antitétanique, etc.) se pratiquent de la même
manière, avec une seringue plus grande (*seringue de
Roux*) et avec une aiguille plus longue et plus forte.

Les injections de *sérum artificiel* (eau salée) se pratiquent au moyen d'un appareil constitué par un flacon en verre (un litre de capacité) fixé sur une planchette graduée et auquel fait suite un tube de caoutchouc armé d'une longue aiguille.

L'appareil, rempli de sérum tiède, est suspendu par
un clou au-dessus de la tête du malade, le robinet fermé ; l'aiguille est enfoncée sous la peau du flanc ou de
l'abdomen, puis reliée au tube de caoutchouc ; il suffit
alors d'ouvrir le robinet pour que, par pression sim-

ple, le sérum pénètre sous la peau. Lorsque la quantité prescrite a été absorbée, on ferme le robinet et on retire l'aiguille. On panse la piqûre avec un tampon imbibé de collodion.

LAVEMENTS. — Donner un lavement, c'est introduire dans le rectum d'un malade à l'aide d'un appareil, dit *irrigateur Eguisier*, soit de l'eau simple (lavement simple), soit un médicament (lavement médicamenteux). Le lavement simple (500 grammes) est de l'eau tiède prise à la cuisine, le lavement médicamenteux (250 grammes) est préparé à la pharmacie et délivré dans des fioles étiquetées de rouge. Des irrigateurs de calibre différent sont affectés à ces deux sortes de lavements. Le lavement médicamenteux doit être précédé d'un lavement simple destiné à laver le rectum et à préparer l'action du médicament. Les lavements doivent toujours être donnés tièdes.

Avant de se servir d'un irrigateur, il faut le rincer à l'eau fraîche et s'assurer qu'il fonctionne bien. Si l'appareil n'a pas été utilisé depuis quelque temps, il est prudent de le dévisser, de retirer le piston et de vérifier si le cuir de celui-ci a conservé sa souplesse (le graisser au besoin avec de la vaseline). On lave ensuite soigneusement la canule avec de l'eau chaude, du savon et une brosse ; et enfin on fixe le tuyau à l'irrigateur. Pour administrer le lavement : verser le liquide dans l'irrigateur, remonter la clef, amorcer le tuyau, enduire la canule de vaseline, et placer l'irrigateur près du lit, sur la table de nuit. Le malade s'avance alors sur le bord du lit, les cuisses légèrement fléchies sur le bassin ; des doigts de la main gauche, l'infirmier lui écarte les fesses, et de la main droite, il glisse avec lenteur et sans violence la canule dans son anus (le bout de la canule doit être dirigé plutôt en arrière qu'en avant). D'une main, on maintient la canule, et de l'autre, on ouvre le robinet de l'irrigateur. La rotation de la clef indique que le liquide pénètre dans le rectum. Lorsqu'au cours d'un lavement, cette clef cesse de tourner, c'est que la canule est obstruée soit par des matières, soit par un repli de la muqueuse.

En déplaçant la canule, on parvient le plus souvent à la dégager ; si l'on n'y réussit pas, il faut la retirer de l'anus, la nettoyer et la remettre ensuite en place.

Après le lavement il faut vider l'irrigateur, dévisser le tuyau, laver la canule et suspendre verticalement ce tuyau à un clou, afin de lui éviter les torsions et les faux plis.

CATAPLASMES. — Le cataplasme de *farine de lin* est un cataplasme chaud. Il se prépare de la façon suivante : dans un récipient allant au feu, on délaye à l'eau froide de la farine de lin de façon à obtenir une pâte très liquide. On met alors le récipient sur le feu et on porte la pâte à l'ébullition en agitant sans cesse au moyen d'une spatule ; il faut maintenir la pâte assez molle en ajoutant, s'il est nécessaire, un peu d'eau au fur et à mesure de la cuisson (on a toujours tendance à faire des cataplasmes trop consistants). On dispose alors sur une planchette soigneusement lavée un large carré de gaze non apprêtée et, au milieu de cette gaze, on verse la pâte en l'étalant sur une épaisseur de deux à trois centimètres ; on replie ensuite les bords de la gaze de façon à recouvrir entièrement la pâte, et le cataplasme est fait. On emporte la planchette dans la salle et, arrivé auprès du malade, on soulève le cataplasme qui doit être appliqué sur la région malade par la face qui était en contact avec la planchette. Une fois placé, le cataplasme est recouvert d'un imperméable, puis d'une lame d'ouate ordinaire, et enfin fixé par un bandage. Le cataplasme de farine de lin doit être employé aussi chaud que le malade peut le supporter sans être brûlé. Lorsqu'il s'est refroidi, il faut l'enlever ou le remplacer.

Le cataplasme *d'amidon* s'emploie au contraire à froid ; il faut, par suite, le préparer quelques heures avant de s'en servir. Dans un récipient allant au feu, on délaye à froid 50 grammes d'amidon avec 250 grammes d'eau, puis on met ce liquide sur le feu et on fait cuire en agitant continuellement jusqu'à ce que cette préparation ait pris la consistance et la transparence de l'empois. On la verse alors sur une compresse de toile qu'on a étendue sur une planchette, et on l'étale en une couche bien unie de un centimètre d'épaisseur. On laisse refroidir sans mettre aucun tissu à la surface de ce cataplasme. Lorsque le refroidissement est effectué, la masse est devenue solide ; il suffit alors de couper avec des ciseaux le morceau de cataplasme dont on a besoin et de l'appliquer sur la région malade, l'amidon contre la peau. Lorsque ce cataplasme est appliqué sur une plaie, mais dans ce cas seulement, on interpose une gaze entre l'amidon et la plaie ; sauf prescription contraire, ce cataplasme est renouvelé toutes les douze heures. En hiver, le cataplasme d'amidon peut se conserver deux jours, mais, en été, il doit être employé dans la journée de sa fabrication.

SINAPISMES. — Le sinapisme, destiné à produire une révulsion, est un cataplasme fabriqué avec de la *farine de moutarde*. On délaye la farine avec de l'eau tiède, et la pâte obtenue est versée telle quelle sur la gaze sans être chauffée.

Le *sinapisme Rigollot* est une feuille de papier sinapisé, qu'il suffit de tremper dans l'eau tiède avant de l'appliquer.

Il est indispensable de recouvrir le sinapisme d'un imperméable après l'avoir appliqué. On ne doit pas le laisser en place plus de dix minutes ; au bout de ce temps, il faut l'enlever ou le déplacer pour éviter qu'il n'entame l'épiderme.

Le *cataplasme sinapisé* ou *rubéfiant* est un sinapisme adouci ; moins irritant pour la peau que le sinapisme, il s'applique sur de plus larges surfaces. On le prépare comme le cataplasme de farine de lin (page 47), mais avec un mélange, à parties égales, de farine de lin et de farine de moutarde.

VÉSICATOIRES. — Le vésicatoire ordinaire est un emplâtre préparé avec de la poudre de *cantharides*. La pharmacie délivre cet emplâtre sous forme de rouleau dans lequel on taille les vésicatoires de la grandeur prescrite. Le vésicatoire, que l'on applique le plus souvent sur la poitrine, a pour but de soulever l'épiderme, de le détacher de la peau et de produire une plaie artificielle. Si la peau de la région où l'on doit le placer est recouverte de poils, il faut d'abord raser ceux-ci, puis enlever le savon à l'eau tiède et essuyer. On chauffe alors légèrement l'emplâtre et on le pose sur la peau en prenant soin de le faire bien adhérer dans toute son étendue. On le recouvre ensuite d'un imperméable un peu large, d'une lame d'ouate et d'un bandage de corps. Si la région est très arrondie, il faut avoir soin, avant d'appliquer l'emplâtre, d'en entailler les bords avec des ciseaux, afin d'en faciliter l'adhérence.

Au bout de douze heures environ, l'épiderme est soulevé dans toute l'étendue du vésicatoire ; celui-ci est alors enlevé et on procède au pansement. On incise à cet effet au moyen de quelques coups de ciseaux l'épiderme soulevé par du liquide, de manière à faire écouler celui-ci, en se gardant d'arracher cet épiderme. Il suffit alors de recouvrir la surface du vésicatoire d'une compresse de gaze enduite de vaseline boriquée et d'une couche assez épaisse d'ouate maintenue par un bandage de corps. Ce pansement doit être renouvelé matin et soir au début, plus tard une fois par jour seulement.

Le *vésicatoire iodé* possède une action révulsive plus intense que le vésicatoire ordinaire et il altère moins l'épiderme, aussi est-il généralement préféré. Son application est simple : coupez une lame d'ouate hydrophile aux dimensions voulues ; à sa surface faites tomber des gouttes de teinture d'iode d'autant plus rapprochées que vous désirez une action plus énergique ; appliquez cette lame d'ouate sur la peau et recouvrez d'un imperméable, d'ouate ordinaire et d'un bandage de corps. Douze heures après l'application, la teinture d'iode est tout entière passée sur la peau dont elle a soulevé l'épiderme, mais d'une façon très discrète et avec très peu de liquide. Après avoir incisé les phlyctènes (cloques), on panse à sec avec une lame d'ouate hydrophile.

BADIGEONNAGES DE TEINTURE D'IODE. — Ces badigeonnages se font avec un pinceau sur la région et sur l'étendue qu'a fixées le médecin traitant. Le premier jour, il faut renouveler le badigeonnage deux fois dans la journée ; les jours suivants, un badigeonnage par jour suffit. Ces applications de teinture d'iode n'agissent que par la cuisson qu'elles produisent au malade, il faut donc les continuer jusqu'à ce que celui-ci ne puisse plus les supporter ; à ce moment, l'épiderme est fendillé et comme parcheminé. On ne doit jamais, à cause de leur sensibilité très grande, appliquer de teinture d'iode sur le bout du sein et sur la zone colorée qui l'entoure. Les badigeonnages doivent être pratiqués en faisant coucher le malade pour éviter que le liquide ne ruisselle le long du corps ; il faut, de plus, avoir soin de les recouvrir d'une épaisse couche d'ouate destinée à protéger le linge contre l'action destructive de la teinture d'iode. Evitez de tacher les draps et la literie. Lorsqu'on s'est sali les doigts avec de la teinture d'iode, il suffit, pour enlever la tache, de frotter ses doigts avec de l'ammoniaque liquide et de laver ensuite à grande eau.

APPLICATIONS DE GLACE. — Certaines affections de la tête, de l'abdomen, etc., exigent le refroidissement continu de la région malade. Ce refroidissement s'obtient au moyen de la glace. Cette glace, concassée, est placée soit dans une vessie de porc, soit dans une poche de caoutchouc dite *vessie à glace*, que l'on applique sur la région à refroidir. Entre la vessie et la peau, il faut avoir soin d'interposer une compresse pliée en quatre, afin d'éviter un contact trop intime qui pourrait altérer la peau. Une fois qu'on les a commencées, les applications de glace ne doivent plus être interrompues jusqu'à la fin du traitement ; les alternatives de froid et de réchauffement sont en effet très préjudiciables. L'infirmier doit donc avoir toujours de la glace à sa portée, afin de pouvoir la renouveler dans la vessie, dès qu'elle est fondue. La glace se conserve d'ordinaire dans de la sciure de bois ou dans un fragment de couverture de laine ; ainsi protégée, on la place, pour la soustraire à la chaleur de la salle, sur l'appui d'une croisée. Pour la réduire en morceaux, le meilleur outil est un gros clou sur la tête duquel on frappe avec un bout de bois quelconque.

VENTOUSES. — Les ventouses sont de petits vases de verre en forme de cloches, à bords épais et arrondis ; des verres à boire de moyenne grandeur peuvent au besoin les remplacer. Les ventouses sont sèches ou scarifiées.

VENTOUSES SÈCHES. — Pour appliquer une ventouse sèche, on dispose à l'intérieur un nuage de coton que l'on enflamme, on applique immédiatement la ventouse sur la peau en pressant légèrement. L'air contenu dans la ventouse s'est dilaté par échauffement ; en se refroidissant, il attire la peau qui bombe dans l'intérieur de la ventouse et se congestionne. On évite les brûlures de la peau en mettant très peu de coton dans la ventouse et en laissant brûler complètement le coton avant l'application. Laisser en place cinq minutes. Pour retirer la ventouse, la saisir d'une main en l'inclinant de côté pendant que l'index de l'autre main refoule la peau en sens inverse et permet la rentrée de l'air. Les ventouses s'appliquent le plus souvent sur la poitrine latéralement et en arrière. Lorsqu'elles ont bien pris, elles laissent après elles une auréole rouge ou violacée.

VENTOUSES SCARIFIÉES. — Savonner à l'eau tiède et aseptiser la région, puis l'essuyer et appliquer des ventouses sèches. Après les avoir enlevées, avec une lancette ou un bistouri convexe, pratiquer sur l'emplacement tuméfié de chaque ventouse une série d'incisions parallèles comprenant la presque totalité de l'épaisseur de la peau, croiser ces incisions en forme de quadrillage. Réappliquer les ventouses aux mêmes places. Le sang s'échappe par les incisions et s'accumule dans les petits récipients. Au bout de sept à huit minutes, enlever les ventouses, laver à l'eau boriquée la région scarifiée et faire un pansement sec à l'ouate hydrophile. En général, l'infirmier pose les ventouses, mais c'est le médecin de garde qui vient faire les scarifications.

SANGSUES. — La sangsue est un mollusque en forme de ver possédant la propriété de se fixer à la peau au moyen d'une ventouse qui constitue sa bouche, d'inciser cette peau et d'aspirer le sang jusqu'à ce qu'elle en soit gorgée. Une sangsue peut absorber jusqu'à 15 grammes de sang. On conserve les sangsues dans un bocal rempli d'eau, obturé par un parchemin percé de trous ; la bouche se trouve du côté le plus effilé de l'animal.

La partie sur laquelle l'application doit avoir lieu est rasée, s'il y a lieu, lavée à l'eau tiède et essuyée avec soin. On prend un verre à boire dans lequel on enfonce une compresse imbibée d'eau légèrement vinaigrée et, dans le creux ainsi formé, on dépose le nombre de sangsues prescrit. Il suffit alors de placer le verre sur la peau et de tirer sur les bords de la compresse jusqu'à ce que les sangsues soient appliquées sur cette peau ; dès qu'elles se sont fixées, on retire la compresse et le verre. On ne doit jamais arracher les sangsues qui ont pris, mais les laisser tomber d'elles-mêmes quand elles sont repues. S'il est nécessaire de les enlever avant la fin de la succion, il suffit de les saupoudrer de sel ; elles se rétractent aussitôt et abandonnent la peau. Derrière les oreilles, région où on en applique souvent, le peu de place dont on dispose oblige à n'en mettre qu'une ou deux à la fois ; on se sert pour cela soit d'un verre à liqueur, soit d'un tube à essai. Lorsque les premières sangsues posées sont tombées, on en applique d'autres qui se fixent elles-mêmes sur la blessure existante.

Après la chute définitive des sangsues, on applique un cataplasme si l'on désire que l'hémorragie se poursuive, sinon on panse à la gaze et à l'ouate hydrophile.

Lorsqu'on applique des sangsues aux environs d'un orifice naturel, il faut veiller à ce qu'elles ne pénètrent pas dans cet orifice.

SAIGNÉE. — La saignée consiste à extraire du sang

en incisant une veine à la face antérieure du coude.
Cette opération ne peut être pratiquée que par un
médecin, mais lorsqu'une saignée a été décidée, l'infirmier doit préparer : une bande de toile pour serrer
le bras au-dessus du coude ; une lancette aseptisée ;
une *palette* (sorte de petite cuvette en cuivre dont
l'intérieur est gradué) pour recevoir le sang ; enfin
un petit pansement pour obturer la plaie opératoire.

PULVÉRISATIONS ET INHALATIONS.. — La pulvérisation
est la projection, sur une région ou dans une cavité
naturelle du corps, d'un liquide divisé en gouttelettes
microscopiques. Ces pulvérisations se pratiquent à
froid ou à chaud.

Pour pulvériser à froid, on se sert du *pulvérisateur
de Richardson*, dont la disposition et le fonctionnement sont identiques à ceux des vaporisateurs en
usage dans les salons de coiffure. Il suffit de verser
le liquide à pulvériser dans le récipient et d'actionner
la soufflerie en dirigeant le jet sur la région à traiter.

Pour pulvériser à chaud, on se sert d'un appareil
spécial composé d'une petite chaudière actionnée par
une lampe à alcool et d'où jaillit un jet de vapeur dit
spray, qui entraîne en gouttelettes le liquide médicamenteux à pulvériser. Ce jet peut être projeté soit sur
une région malade, soit dans l'atmosphère pour l'as-
sainir.

L'inhalation est une variété de la pulvérisation qui
consiste à faire pénétrer dans les voies respiratoires
des liquides médicamenteux pulvérisés par le spray ;
pour cela, le malade s'assied devant le jet du spray
et, la bouche largement ouverte, aspire à pleins poumons les vapeurs qui y pénètrent. Il est bon d'envelopper le malade jusqu'au cou dans un drap d'alèze,
afin de protéger ses vêtements contre le liquide projeté par le spray.

IRRIGATIONS. — L'irrigation est le lavage à grande
eau (eau ou liquide médicamenteux), sous pression,
des cavités naturelles : gorge, narines, paupières, conduit auditif, etc. Elle se pratique au moyen du bock

laveur ou, à défaut, avec un irrigateur muni d'une canule droite en gomme. La pression doit être modérée : suffisante pour que le liquide pénètre bien, mais assez faible pour ne pas contusionner les parties malades. L'irrigation, qui est une sorte de bain local, doit avoir une durée de plusieurs minutes et employer au moins un litre de liquide (toujours tiède).

Irrigation de la gorge. — Le malade, assis sur une chaise ou dans son lit, tient sur ses genoux la cuvette qui doit recueillir le liquide ; il ouvre largement la bouche et baisse la tête au-dessus de la cuvette. L'infirmier lui abaisse la langue avec le manche d'une cuiller tenue de la main gauche (ou avec le doigt), et, de la main droite, introduit la canule du laveur dans sa bouche et en promène le jet successivement sur tous les points de la gorge. Le liquide retombe de lui-même dans la cuvette.

Irrigation des fosses nasales. — Le malade prend la même position, la bouche entr'ouverte seulement, et il lui est recommandé de respirer non pas par le nez, mais par la bouche. L'infirmier introduit le bout de la canule dans une des narines, et des doigts de la main gauche pince cette narine autour de la canule. Le robinet ouvert, le liquide doit ressortir et s'écouler par la narine restée libre. Il faut quelques tâtonnements et plusieurs essais désagréables pour que le malade s'accoutume au contact du liquide avec ses fosses nasales ; mais avec de la patience, le résultat désiré est toujours obtenu. Après une minute ou deux, on change la canule de narine et le courant s'établit en sens inverse.

Irrigation de l'oreille. — Le malade, assis, incline la tête du côté de l'oreille à irriguer et tient la cuvette au-dessous de cette oreille. L'infirmier, tirant légèrement sur le pavillon de l'oreille afin d'élargir l'orifice du conduit auditif, dirige le liquide dans l'intérieur du conduit. C'est ici surtout que le jet doit être *faible* et l'irrigation prolongée. Après l'irrigation, il faut assécher le conduit auditif avec de petits tampons d'ouate hydrophile. La quantité de liquide nécessaire pour une irrigation d'oreille n'étant pas excessive, on peut aussi employer ici, au lieu du bock laveur, une grosse seringue (250 grammes) en caoutchouc durci.

Irrigation des yeux. — Dans les maladies suppurantes de l'œil, il est nécessaire d'irriguer l'intérieur des paupières et le globe de l'œil. Le malade doit être soit couché, la tête au bord du traversin, soit assis sur un banc la tête renversée sur le bord d'une table, du côté de l'œil malade. Un infirmier doit tenir la cuvette ou le bassin contre la tempe du côté à irriguer. L'infirmier chargé de l'irrigation doit, de la main gauche, ouvrir et soulever alternativement chaque paupière en la saisissant par les cils, et promener le jet, qui doit être très faible, sur la face interne des paupières et sur la surface du globe de l'œil. Après l'opération, l'œil doit être essuyé doucement avec un tampon d'ouate hydrophile.

Dans les cas moins graves, l'irrigation peut être remplacée par un bain d'œil pris avec l'*œillère* en verre. Le malade opère lui-même ce lavage interne des paupières. L'œillère ayant été remplie entièrement de liquide (eau boriquée d'ordinaire), le malade la tient de la main droite et incline la tête en avant jusqu'à ce que l'œil malade soit hermétiquement appliqué sur cette œillère ; rejetant alors la tête et la main en arrière, il bat des paupières afin que le liquide entre en contact avec les parties profondes de l'œil. Ces mouvements répétés des paupières assurent le lavage complet de l'organe malade. Si les deux yeux doivent être lavés, il faut jeter le liquide qui a servi au premier œil, laver l'œillère et la remplir de liquide propre pour laver le second œil.

Lavages de l'urèthre et injections. — Dans tout service de vénériens se trouve aménagé un réduit pour les *lavages uréthraux* que doivent pratiquer les malades atteints de *blennorragie*. L'installation comprend un lit bas, recouvert de tissu imperméable, et un appareil laveur placé sur un rayonnage à 1 m. 50 du sol. Cet appareil est un bocal auquel fait suite un long tube de caoutchouc armé d'une canule spéciale en verre ou en ébonite ; un robinet ou une pince à pression continue permet d'arrêter l'écoulement du liquide laveur. Le liquide le plus employé est une solution de permanganate de potasse (1 gramme pour 3 litres d'eau). Le bocal empli et le tube amorcé, le malade enlève son pantalon et son caleçon, relève sa chemise (pour éviter les taches), s'étend sur le lit, les cuisses écartées et légèrement fléchies, et place sous ses parties une cuvette destinée à recueillir le liquide après lavage.

Pour pratiquer le lavage, il introduit le bout de la canule dans son méat dont il serre les bords avec deux doigts sur la canule, puis, ouvrant le robinet ou la pince, il laisse couler le liquide jusqu'à ce que son canal soit rempli, ce dont l'avertit une sensation de tension et de froid qu'il ressent aux environs de l'anus. Il ferme alors le robinet et, retirant la canule, il laisse écouler le liquide du lavage dans la cuvette. L'opération doit être renouvelée de huit à dix fois pour que l'urèthre soit bien lavé. Le malade doit avoir soin d'uriner avant de procéder au lavage, afin d'expulser le pus qui se trouve dans son urèthre.

Les *injections uréthrales* se pratiquent de la même manière, mais avec une seringue en verre à piston de cuir (ce sont les meilleures) et avec un liquide plus actif que celui qui sert aux lavages. L'injection doit être faite lentement et sans jamais forcer sur le piston si une résistance vient à se produire ; une pression trop forte ferait, en effet, pénétrer l'injection dans la vessie, ce qui n'est pas sans dangers. L'injection faite, le malade doit la conserver quelques minutes en pinçant le méat entre deux doigts avant de la rejeter.

FRICTIONS ET ONCTIONS. — Bien qu'on les emploie souvent l'une pour l'autre, ces deux opérations ne sont pas identiques.

La *friction*, destinée à calmer une douleur, à diminuer un gonflement, se pratique sur une large surface, avec le plat de la main et au moyen d'une pommade, d'un liniment ou d'alcool camphré. Après la friction, la région doit être lavée ou tout au moins essuyée.

L'*onction* est au contraire destinée à faire pénétrer une pommade (mercurielle ou iodée) dans la peau. Elle se pratique sur une petite surface avec deux doigts de la main droite, sans développer de force. Après l'onction, on laisse la pommade en place et on recouvre la région d'un imperméable et d'un pansement. Les onctions mercurielles faites à des syphilitiques sont pratiquées de préférence à la face interne des cuisses (la peau y absorbe mieux), en changeant chaque fois l'emplacement de l'onction.

6° ÉLÉMENTS D'ANATOMIE
ET DE PHYSIOLOGIE.

Le corps humain est soutenu par une charpente composée d'os, dont l'ensemble constitue le squelette.

Le squelette comprend :

La colonne vertébrale,

Le crâne,

Les os des membres.

La colonne vertébrale ou épine dorsale est constituée par une série d'os semblables appelés vertèbres et empilés les uns sur les autres. L'épine dorsale loge la moelle épinière. A la région dorsale, les vertèbres portent les côtes, qui viennent se réunir en avant pour former la poitrine ou thorax.

Le crâne, supporté par la colonne vertébrale, est une boîte osseuse qui contient le cerveau. Il est composé d'un grand nombre d'os soudés ensemble.

Le membre supérieur ou bras est relié au corps par deux os, en avant la clavicule, en arrière l'omoplate, qui constituent l'épaule. Le bras proprement dit, de l'épaule au coude, comprend un os, l'humérus. A l'avant-bras, qui va du coude au poignet, on trouve deux os : le radius et le cubitus. Le poignet et la main sont formés d'os nombreux.

Les membres inférieurs sont rattachés à la colonne vertébrale par les os de la hanche dont la réunion forme le bassin. L'os de la cuisse s'appelle le fémur; la jambe a deux os : le tibia et le péroné. A leur suite se trouve le pied.

Les os sont parfois le siège de fractures. On doit songer à une fracture quand on constate dans un membre une déviation ou une déformation, un raccourcissement et une vive douleur. Dans ce cas, le membre sera placé dans l'immobilité absolue et on attendra le médecin.

Les points où les os jouent les uns sur les autres s'appellent des articulations (poignet, coude, épaule, cou-de-pied, genou, etc.). Quand les ligaments, sortes de rubans solides qui maintiennent les os en place, sont tiraillés ou arrachés, il se produit une entorse. Si les os sont déplacés les uns par rapport aux autres, on dit qu'il y a luxation.

Les mouvements du corps ont lieu par le moyen des muscles, qui constituent ce qu'on appelle vulgairement la chair. Les muscles ont la propriété de se contracter, autrement dit de se raccourcir. Chacune de leurs deux extrémités étant fixée à un os différent, quand le muscle se raccourcit, il rapproche les deux os et des mouvements se produisent. Les muscles sont nombreux et chacun a sa fonction particulière.

En dehors du cerveau contenu dans le crâne, les organes et appareils nécessaires à la vie sont situés dans le thorax ou poitrine et l'abdomen ou ventre. Dans le premier, sont : le cœur, organe de la circulation; les poumons, organes de la respiration. Dans le ventre, sont les organes de la digestion : estomac et intestins, auxquels sont annexés différents autres organes, notamment le foie; on y trouve également, en arrière, les reins, qui sécrètent l'urine, et à la partie tout à fait inférieure, la vessie, qui sert de réservoir à l'urine venue des reins.

CIRCULATION. — Le système circulatoire, qui contient le sang et le porte dans toutes les parties de l'organisme, comprend le cœur et les vaisseaux, sortes de tubes semblables à des tubes en caoutchouc, qu'on distingue en artères et veines.

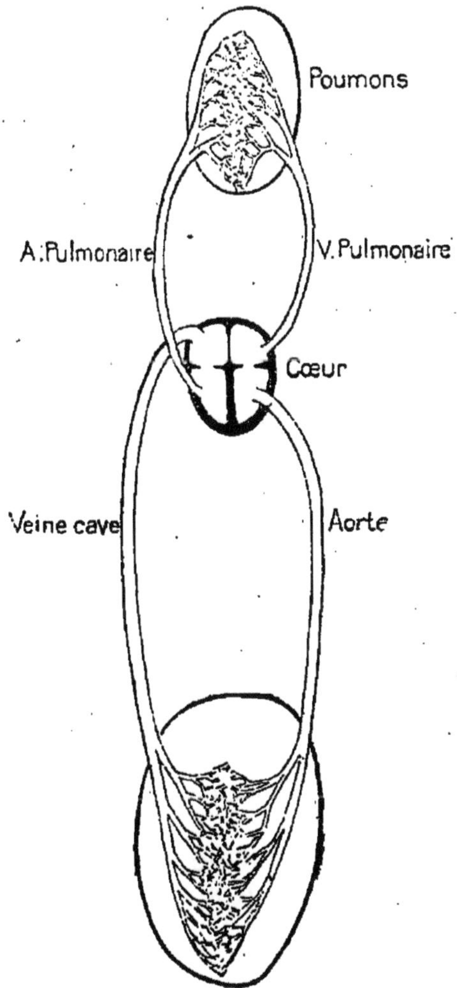

Fig. 1. — Circulation.

Le cœur, situé dans la poitrine, un peu à gauche, est une sorte de sac musculaire qui, en se contractant à intervalles réguliers, envoie le sang dans toutes les artères par l'intermédiaire d'une grosse artère, l'aorte. Les artères se divisent, deviennent de plus en plus fines à mesure qu'elles se subdivisent et aboutissent à des vaisseaux très fins, les capillaires. C'est à travers les capillaires que le sang abandonne aux tissus de l'organisme les éléments nécessaires à la vie, et qu'il se charge des déchets.

Des capillaires naissent les veines, qui, en se réunissant, arrivent à former un gros vaisseau, la veine cave, laquelle ramène le sang au cœur. Ce sang des veines, impur après son passage dans les tissus, va se purifier dans les poumons par l'intermédiaire des artères pulmonaires, et il est ramené au cœur par les veines pulmonaires.

Il y a certaines artères qu'il faut connaître. Les deux artères carotides placées de chaque côté du cou, en avant, mènent le sang à la tête et au cerveau. L'artère du bras ou artère humérale va du creux de l'aisselle au milieu du pli du coude. Elle longe le bord interne de ce muscle saillant qu'on trouve à la partie antérieure du bras et qu'on appelle le biceps. Au pli du coude, elle se divise en deux branches, dont la plus intéressante est la radiale, sur laquelle on recherche ordinairement le pouls, à la partie antérieure du poignet, au-dessus de la racine du pouce. A la cuisse, on trouve l'artère fémorale qui passe dans l'aine, vers son milieu. C'est là qu'on la sent et qu'on fait la compression soit avec un doigt, soit avec un instrument (garrot, tourniquet) dans les cas où une hémorragie du membre inférieur n'est pas arrêtée par la compression locale. De même pour le membre supérieur, on fait la compression à la racine du bras, en avant et en dedans.

Respiration. — La respiration a pour but de purifier le sang, au contact de l'air, dans les poumons. Les poumons sont au nombre de deux, placés de chaque côté de la poitrine. L'air pénètre jusqu'à eux en traversant les fosses nasales, l'arrière-bouche, le larynx, où se forment les sons de la voix, et un conduit appelé la trachée-artère qui aboutit aux bronches. Pendant l'aspiration, la poitrine se dilate, l'air pénètre dans toutes les parties du poumon. Pendant l'expiration, la poitrine se resserre et l'air sort. Ces mouvements respiratoires ont lieu de quinze à dix-huit fois par minute; il faut s'en souvenir quand on fait la respiration artificielle chez les asphyxiés.

DIGESTION. — Les aliments sont d'abord mâchés, broyés par les dents. Puis ils sont avalés ; ils passent par un long tube, nommé œsophage, qui descend le long de la poitrine, et arrivent ainsi à l'estomac.

L'estomac est une sorte de sac qui est situé en haut du ventre, entre les côtes et le nombril ; le foie se trouve sous les côtes, à droite. Les aliments sont digérés en partie par l'estomac, puis ils passent dans l'intestin, sorte de tube très long, très replié et remplissant tout le ventre, dans lequel s'achève leur digestion. Les parties non digérées, non utilisables, sont rejetées et constituent les matières fécales. Normalement, l'homme va à la selle une fois par jour, sinon il est constipé. La constipation est généralement traitée par un lavement.

L'eau qui est ingérée avec les aliments pénètre dans le sang et sert à la nutrition de l'organisme. Puis une partie est éliminée sous forme de sueur et une autre partie, filtrée par les reins, constitue l'urine et va se collecter dans la vessie. L'urine est expulsée par un canal appelé canal de l'urèthre. L'homme urine en moyenne toutes les quatre heures, un peu plus fréquemment après les repas. S'il urinait moins fréquemment, il y aurait lieu de s'en préoccuper, de même que s'il urinait très souvent.

Les aliments.

L'homme a besoin d'aliments pour réparer les pertes de son organisme et maintenir sa chaleur normale.

Les aliments sont transformés et digérés dans l'estomac et l'intestin. Mais toutes les matières alimentaires ne présentent pas le même degré de digestibilité ; les unes sont absorbées plus rapidement que les autres.

D'une manière générale, les plus aisément assimilées sont celles qu'on appelle albuminoïdes (œufs, viandes, etc.), puis viennent les légumes et les plantes, puis les corps gras. Parmi les viandes, celles qui sont digérées le plus facilement sont les viandes blanches (poulet, veau, etc.). La viande crue est toujours digérée plus aisément que la viande cuite. Il faut tenir compte de ces notions dans l'alimentation des malades afin de ne pas fatiguer leur estomac. Après une diète prolongée, on commence l'alimentation par les bouillons, on la continue par les potages (tapioca, semoule, pain, etc.), puis par les œufs frais, les viandes blanches, enfin les viandes rouges. Chez le malade, il faut proportionner la nourriture non à la faim, mais à la faculté digestive de l'estomac, et faire manger peu et souvent.

Les boissons.

Les boissons données aux malades consistent surtout en lait, tisanes, limonade, café et parfois boissons alcooliques. Elle doivent être prises tantôt glacées, tantôt à la température de la chambre, tantôt tièdes ou chaudes, suivant les prescriptions du médecin, qui doivent être toujours rigoureusement suivies. Les unes sont données simplement pour étancher la soif (limonades, tisanes), les autres sont de véritables médicaments (tisanes, café, boissons alcooliques) ; le lait, enfin, constitue un aliment qui est donné fréquemment aux malades et qui peut remplacer tous les autres. Un homme faisant peu d'exercice se soutient sans maigrir ni engraisser en prenant trois litres de lait par jour ; c'est ce qu'on appelle le *régime lacté*. Ce lait doit être donné par petites quantités : un verre toutes les deux heures. Comme les autres boissons, il peut être pris soit chaud, soit froid, suivant les indications du médecin traitant.

7° NOTIONS DE CHIRURGIE.

I. Principes généraux.

ASEPSIE ET ANTISEPSIE. — Quelle que soit sa pureté apparente, l'air qui nous environne renferme une infinité de poussières ; il suffit, pour s'en convaincre, d'examiner un rayon de soleil pénétrant dans une chambre obscure. A ces poussières adhèrent des organismes, invisibles à l'œil nu, appelés *germes* ou *microbes*. Ces germes se déposent avec les poussières qui les portent, sur les objets qui nous entourent, sur nos vêtements, sur nos mains ; mis en contact avec les plaies, ils s'y reproduisent, y pullulent et les infectent. Les complications des plaies (pus, septicémie, etc.), n'ont pas d'autre origine.

L'asepsie ou *stérilisation* est la destruction méthodique de ces germes sur tous les objets qui peuvent entrer en contact avec les plaies : instruments, objets de pansement, etc. On dit donc d'un objet qu'il est *aseptique* lorsqu'il ne contient plus de microbes. C'est par la chaleur sous toutes ses formes que l'on pratique l'asepsie.

L'antisepsie vise, au contraire, les plaies où les germes ont pénétré. Dans ce cas, l'asepsie ne suffit plus, il faut arrêter le développement des microbes dans les plaies et les y détruire, c'est-à-dire pratiquer *l'antisepsie* au moyen d'agents chimiques appelés *anti septiques*.

ASEPSIE PAR FLAMBAGE. — Le flambage est l'action directe de la flamme sur les objets. Il n'est applicable qu'aux objets métalliques (instruments, bassins) ou de porcelaine (cuvettes). On le pratique soit en passant ces objets dans la flamme d'une lampe à alcool, soit en les arrosant d'alcool auquel on met le feu. On doit se servir non d'alcool à brûler trop impur, mais d'alcool à 90 degrés. Ce procédé a l'inconvénient d'altérer les objets, mais il a l'avantage d'être rapide et de n'exiger aucune installation spéciale.

Asepsie par l'étuve sèche. — L'étuve sèche détruit les germes par l'action prolongée de l'air porté à une température élevée. Elle se compose d'une caisse métallique à doubles parois, munie d'une porte et d'une cloison et la face supérieure sont percées de trous pour la circulation de l'air. Au-dessous de l'étuve se trouvent des brûleurs à gaz, disposés en couronne, pour la chauffer ; un régulateur permet d'activer ou de modérer le chauffage ; enfin un thermomètre spécial indique quelle est la température à l'intérieur. Pour se servir de l'étuve : ouvrir la porte, allumer le gaz, placer dans l'étuve les objets à aseptiser, refermer la porte et pousser le feu jusqu'à ce que le thermomètre marque 180 degrés. Modérer alors la flamme pour ne pas dépasser cette température et la maintenir pendant trente minutes au moins ; éteindre le gaz et laisser refroidir l'étuve sans l'ouvrir; ne retirer les objets à aseptiser qu'au moment de s'en servir. L'étuve sèche a, comme le flambage, quoique à un degré moindre, l'inconvénient d'altérer les objets et de détremper les instruments.

Asepsie par l'autoclave. — Qu'il s'agisse d'instruments ou d'objets de pansement, l'autoclave est le procédé de choix pour en pratiquer la stérilisation ; c'est celui qui altère le moins et qui donne le plus de sécurité.

L'autoclave aseptise par la vapeur d'eau sous pression.

L'autoclave de Chamberland est constitué par une chaudière cylindrique en cuivre au bord supérieur de laquelle s'adapte, par l'intermédiaire d'une lame de caoutchouc, un couvercle en bronze fixé par des écrous mobiles. Ce couvercle porte les accessoires : soupape de sûreté, robinet de vapeur et manomètre indiquant la pression en atmosphères et la température en degrés. A l'intérieur, un panier en tôle de cuivre repose par des pieds, hauts de 5 à 6 centimètres sur le fond de la chaudière. Au-dessous se trouvent des becs de gaz disposés en couronnes.

Fonctionnement. — 1° Verser dans la chaudière de l'eau très pure jusqu'à ce qu'elle affleure le fond du panier sans le mouiller ;

2° Placer la lame de caoutchouc, puis le couvercle, et serrer les écrous à la main (sans la clef) ;

3° Ouvrir le robinet de vapeur du couvercle et allumer le gaz (présenter l'allumette au brûleur avant d'ouvrir le robinet et veiller à ce que les becs ne brûlent pas en dedans) ;

4° L'eau entre bientôt en ébullition et la vapeur sort par le robinet laissé ouvert.

Lorsque le jet de vapeur est fort et continu, fermer le robinet. L'aiguille du manomètre monte rapidement ; quand elle a atteint 120 degrés, régler le gaz par tâtonnements, de façon à maintenir cette température pendant vingt minutes ;

5° La stérilisation est terminée. Eteindre le gaz et ne rien toucher jusqu'à ce que l'aiguille du manomètre soit redescendue à zéro. Ouvrir alors le robinet de vapeur, et lorsque celle-ci s'est échappée, desserrer les boulons et enlever le couvercle ;

6° Sortir les objets de l'autoclave pour s'en servir ou pour les mettre à sécher dans l'étuve sèche modérément chauffée.

L'*étuve à désinfection*, qui n'est qu'un autoclave de fortes dimensions, est employée pour l'asepsie des objets de grand volume, tels que draps de lit, sarraux de médecin, serviettes, etc.

ASEPSIE PAR L'ÉBULLITION. — En l'absence d'autoclave, l'ébullition est également un bon procédé d'asepsie. Des marmites de formes et de dimensions variables et des fourneaux à gaz constituent tout le matériel nécessaire. Que l'on fasse bouillir des instruments ou des objets de pansement, il faut ajouter à l'eau d'ébullition du carbonate de soude (un fragment de la grosseur d'une noix par litre). Ce sel a pour but d'élever de quelques degrés la température d'ébullition de l'eau et de rendre l'asepsie plus certaine. La durée de l'ébullition varie, suivant les objets, entre dix minutes et une demi-heure.

Asepsie par lavage. — La peau humaine, certains instruments très délicats, ne peuvent supporter l'action directe de la chaleur ; pour eux, il faut recourir au lavage à l'eau chaude et au savon. Mais en raison de leur action peu intense, ces lavages doivent être très prolongés et pratiqués avec un soin tout particulier. Ils sont du reste complétés par l'immersion dans une solution antiseptique, le contact de ce liquide achevant de détruire les germes qui pourraient avoir échappé au lavage. Les détails de l'opération seront exposés à propos de l'asepsie des mains.

Asepsie par bains antiseptiques. — Les instruments de fort volume, tels que les scies, ou bien les instruments à manche de bois ne peuvent être stérilisés par aucun des procédés que nous venons d'indiquer. Pour les rendre aseptiques, on les fait séjourner plus ou moins longtemps (une heure environ) dans une solution antiseptique. Ce bain doit être précédé d'un lavage minutieux au savon et à la brosse ; ce lavage prépare l'action de l'antiseptique en débarrassant l'instrument des corps gras accumulés dans les rainures et aspérités. Il faut choisir parmi les antiseptiques celui qui attaque le moins l'acier, une solution phéniquée de préférence.

Lorsque les instruments ordinaires ont été aseptisés à l'autoclave ou par l'ébullition et qu'on les place pour s'en servir dans une cuvette à pansements, on les recouvre d'un bain antiseptique faible, pour éviter la chute des poussières de l'atmosphère sur ces instruments.

II. Applications de l'asepsie et de l'antisepsie.

Asepsie des mains. — Qu'il s'agisse de procéder à un pansement ou de faire une opération, la stérilisation préalable des mains est une précaution capitale, car c'est par leur intermédiaire que les germes pénètrent le plus souvent dans les plaies. Les mains les plus propres sont chirurgicalement sales tant qu'elles n'ont pas été aseptisées.

Il faut avoir à sa disposition : des cuvettes, du savon blanc de Marseille ; une brosse à ongles, un cure-ongles ou une lime à ongles ordinaire, enfin de l'eau aussi chaude que les mains peuvent la supporter. Tous ces objets doivent être eux-mêmes stérilisés et l'eau doit avoir bouilli.

1° Les manches relevées jusqu'au milieu du bras et fixées avec une épingle, les ongles sont d'abord coupés le plus court possible et nettoyés à sec avec le cure-ongles dans toutes leurs rainures.

2° Lavage et brossage minutieux à l'eau chaude et au savon des mains et des avant-bras dans toutes leurs parties en fouillant surtout les plis et les anfractuosités.

3° Reprendre le cure-ongles et le faire repasser dans toutes les rainures, puis recommencer le brossage en renouvelant plusieurs fois l'eau de la cuvette.

4° Rincer les mains et les avant-bras à l'alcool (à 90°) pour enlever toute trace de savon.

5° Enfin les plonger longuement dans une solution de sublimé corrosif (à 1 p. 1.000), en ayant soin de bien frotter la peau pour y faire pénétrer l'antiseptique.

Un lavage de mains bien fait doit prendre au moins dix minutes. Les mains ne doivent pas être essuyées ; elles ne doivent plus rien toucher jusqu'au moment du pansement ou de l'opération. Il est même prudent de les replonger de temps en temps dans la solution antiseptique.

L'asepsie de la peau du malade soit autour d'une blessure, soit au niveau de la région à opérer, se pratique de la même façon. Toutefois dans les régions à peau délicate (partie interne des cuisses, bourses, etc.), il ne faut pas brosser avec trop de vigueur pour ne point endommager l'épiderme. Si la région à opérer est velue, il faut la raser avant de procéder à l'asepsie.

Asepsie des cuvettes et bassins de pansement. — Le flambage est le seul procédé à employer, en le faisant précéder d'un lavage au savon et à l'eau chaude. La quantité d'alcool à verser dans ces récipients doit être suffisante pour que sa combustion dure au moins cinq minutes. On allume cet alcool au moyen d'un tampon de coton hydrophile imbibé lui-même d'alcool et tenu au bout d'une pince. Lorsque le flambage est terminé, les récipients sont brûlants : il faut les laisser refroidir avant d'y toucher.

Asepsie des instruments. — Tous les procédés d'asepsie sont applicables aux instruments, mais un choix s'impose suivant la nature de ces instruments.

1° Tous les instruments d'usage courant, à condition qu'ils soient entièrement métalliques (ainsi que les seringues à injections hypodermiques dont le piston est en moelle de sureau ou en amiante), sont aseptisées à *l'autoclave*, et à défaut par l'*ébullition*.

Pour les stériliser à l'autoclave, il suffit de les placer (après lavage) dans le panier de l'appareil et de faire fonctionner celui-ci. Un séjour de vingt minutes à 120 degrés est nécessaire. On les transvase ensuite dans un bassin à pansement où on les recouvre d'une couche d'eau bouillie ou de solution phéniquée faible.

Pour les faire bouillir, on emploie une marmite oblongue, en forme de poissonnière, pourvue d'un double fond mobile. Ce double fond facilite le transvasement des instruments, après stérilisation, dans le bassin à pansement. L'ébullition doit durer vingt minutes.

2° Les instruments entièrement métalliques et peu délicats (pinces, stylets, ciseaux) peuvent être aseptisés par l'*étuve sèche* ou par le *flambage* ; mais ce sont là des procédés accidentels, parce qu'ils altèrent la trempe des instruments. Le flambage, notamment, n'est utilisé que dans deux circonstances : *a*. dans les salles de malades, pour aseptiser une pince ou un stylet en vue d'un pansement ; *b*. à la salle d'opérations pour stériliser un instrument qu'on a omis de préparer ; le flambage permet dans ce cas de ne pas interrompre l'opération.

3° Les instruments à manche de bois, ceux dont le tranchant est trop délicat pour supporter la chaleur (instruments pour les yeux), les sondes uréthrales en gomme, etc., sont aseptisés par le *lavage* suivi d'un *bain antiseptique*. Ce bain antiseptique est l'eau boriquée pour les instruments à tranchant délicat, une solution phéniquée forte pour les autres. L'immersion doit durer au moins trente minutes.

Asepsie des objets de pansement. — A l'exception du catgut, tous les objets de pansement peuvent être aseptisés à *l'autoclave*, qui est ici encore le procédé de choix. Seul le volume de certains objets (draps, serviettes, sarraux, coton cardé) s'oppose à l'emploi de l'autoclave ; mais dans ce cas on a recours à l'*étuve à désinfection*. Pour stériliser à l'autoclave, on place les objets dans des boîtes en fer-blanc de forme cylindrique et ajourées pour permettre à la vapeur de pénétrer à l'intérieur. Les objets à stériliser par l'étuve à désinfection sont placés dans des boîtes en fer-blanc cubiques, dont on laisse le couvercle ouvert pendant leur séjour dans l'étuve et qu'on referme, l'asepsie terminée ; les draps, serviettes, etc., sont enveloppés d'une étoffe qui les protège et en facilite le transport. Le catgut ne supportant pas la chaleur est vendu tout aseptisé dans les flacons qui le contiennent, mais par surcroît de précautions on le fait séjourner, avant de s'en servir, dans un bain antiseptique. C'est la seule exception à l'emploi de l'autoclave.

Lorsqu'on ne dispose pas d'un autoclave, il faut recourir à l'*étuve sèche* ou à l'*ébullition*. L'étuve sèche est réservée aux objets que l'on emploie à l'état sec, tels que : coton hydrophile et ordinaire, gaze, bandes et bandages. Les paquets de coton doivent être ouverts et desserrés avant leur passage à l'étuve, afin que l'air chaud puisse pénétrer dans leur profondeur. L'ébullition convient au contraire aux objets que l'on emploie humides, tels que : compresses pour entourer le champ opératoire, tampons divers, fils à suture (catgut excepté), drains en caoutchouc. Les menus objets sont toujours bouillis à part, dans des marmites de petit volume pour éviter de les égarer.

III. Soins à donner aux instruments.

CONSERVATION DES INSTRUMENTS. — Sitôt une opération terminée, les instruments sont lavés à grande eau, puis trempés dans l'alcool, essuyés et mis à sécher soit sur un poêle, soit dans l'étuve sèche. Lorsque l'opération a porté sur des tissus infectés (pus, tuberculose, cancer), le lavage n'est pas suffisant, il faut aseptiser les instruments avant de les enfermer.

Les instruments d'usage courant sont simplement étalés sur les rayons d'une armoire vitrée ; ils doivent y être placés après dessiccation parfaite, et il n'est pas utile de les graisser. Les instruments d'emploi exceptionnel sont, au contraire, conservés dans des boîtes spéciales ; on ne doit les mettre en boîte que parfaitement aseptisés et desséchés, de plus il faut étaler à la surface des lames et des parties susceptibles de rouiller une mince couche de vaseline pure.

SERINGUES DIVERSES. — Les seringues à injection hypodermique (seringue de Pravaz, de Roux, etc.) sont, comme les autres instruments, aseptisées soit à l'autoclave, soit par ébullition. Leurs pistons en moelle de sureau ou en amiante leur permettent de supporter l'action de la chaleur. On doit aseptiser en même temps l'aiguille et la seringue démontée. Après l'emploi, il faut laver ces seringues avec soin et les bien essuyer avant de les replacer dans leurs boîtes. Quant aux aiguilles, il faut souffler dedans pour les vider, les essuyer et glisser un fil métallique dans leur cavité pour la maintenir perméable. On les place alors dans le petit tube métallique destiné à en protéger la pointe.

AIGUILLES A SUTURES. — Les aiguilles à sutures les plus en usage sont les aiguilles à manche de Reverdin, droites ou courbes. Elles exigent des soins particuliers. Lorsqu'on les lave, soit avant, soit après l'opération, il faut les démonter, c'est-à-dire extraire de l'aiguille le curseur qui en ferme le chas. De même pour les sécher. Cette fine tige doit être maniée avec grand soin, car la moindre torsion compromet le fonctionnement de l'aiguille. Avant de serrer une de ces aiguilles dans sa vitrine ou dans sa boîte, il faut fixer à son extrémité un fragment de moelle de sureau pour en protéger la pointe.

Sondes et bougies uréthrales. — Les sondes sont des instruments creux destinés à extraire l'urine de la vessie ; les bougies, au contraire, ne sont pas perforées. Les unes et les autres nécessitent des soins spéciaux, suivant qu'elles sont en métal, en gomme ou en caoutchouc.

Les sondes et bougies métalliques s'aseptisent par l'ébullition ou par le séjour à l'autoclave. Elles ne nécessitent d'autres soins qu'une propreté parfaite. Les sondes et bougies en gomme, jaunes ou noires, ne supportent pas le contact de la chaleur. On ne peut donc les aseptiser que par le brossage au savon et l'immersion pendant une heure dans un bain antiseptique. Pour les conserver, il faut les soustraire à l'action de l'air, en les recouvrant de *talc pulvérisé*.

Les sondes en caoutchouc rouge, dites de *Nélaton*, supportent très bien l'autoclave et l'ébullition. On les conserve à sec, en ayant soin de les manipuler de temps en temps.

Objets en caoutchouc. — Les objets en caoutchouc, qu'il s'agisse de tubes à drainage, de souffleries ou de tubes de raccord, durcissent sous l'action du repos et du froid, et perdent leur élasticité. On évite ce durcissement par de fréquentes manipulations pratiquées surtout pendant l'hiver. Si, par hasard, il s'est produit, il faut se garder dans ce cas de tirer sur le caoutchouc, car il se romprait : il est nécessaire au préalable de l'immerger dans de l'eau chaude jusqu'à ce que sa souplesse ait reparu ; on peut alors le manipuler sans danger.

Maniement du thermo-cautère. — Cet instrument se compose de quatre parties :

1° Un cautère en platine de forme variable, vissé sur un manche de bois noir, auquel fait suite un tube de caoutchouc qui le relie au réservoir d'essence;

2° Un flacon, réservoir d'essence, de forme carrée, fermé par un bouchon de caoutchouc que traversent deux tubes métalliques divergents. L'un de ces tubes reçoit le tube de caoutchouc du cautère, l'autre celui de la soufflerie ;

3° Une soufflerie de Richardson, à double poire ;

4° Une lampe à alcool, en verre.

Pour se servir du thermo-cautère :

Plonger la lame du cautère dans la flamme de la lampe à alcool (dans la zone blanche), *sans faire jouer la soufflerie.* Dès que le platine a rougi, souffler doucement par petites saccades. Saisir à la fois de la main gauche le flacon d'essence et le manche du cautère, et de la main droite continuer d'actionner la soufflerie. C'est ainsi que le thermo-cautère est présenté au chirurgien. Pendant l'opération, l'infirmier conserve le flacon d'essence et la soufflerie qu'il actionne ; il doit avoir soin de ne pas incliner le réservoir d'essence pour éviter que le liquide ne pénètre dans le cautère : une explosion s'ensuivrait.

La cautérisation terminée, porter le cautère au rouge vif par une insufflation rapide, puis retirer le tube de caoutchouc fixé au manche et laisser refroidir complètement le cautère avant de l'enfermer.

Quelques précautions sont à recommander :

1° L'instrument est délicat ; toute chute le brise ou le fausse ;

2° Employer exclusivement, comme essence, l'éther de pétrole dit ligroïne ;

3° Ne jamais emplir le flacon d'essence au delà des deux tiers ; sans cela l'essence reflue dans le cautère, entraînée par le courant d'air, éteint celui-ci et l'encrasse ;

4° N'employer, pour la lampe à alcool, que de l'alcool à 90 degrés. L'alcool à brûler altère les cautères;

5° Lorsque le cautère, quoique correctement manié, refuse de s'allumer, l'infirmier ne doit pas se livrer à des manipulations de son invention qui ne pourraient qu'accroître l'avarie. Il doit simplement signaler le fait au médecin ;

6° Lorsque l'instrument ne sert pas, il vaut mieux retirer la soufflerie de la boîte et la suspendre à un porte-manteau ; on évite ainsi les faux plis, et les manipulations sont plus faciles.

MANIEMENT DE L'APPAREIL POTAIN. — Parmi les appareils ayant pour but l'évacuation par aspiration du liquide contenu dans certaines cavités du corps humain, le plus répandu est l'appareil Potain.

Il comprend trois éléments :

1° Un trocart destiné à perforer la paroi de la cavité et relié par un tube de caoutchouc au flacon aspirateur ;

2° Un flacon d'un litre de capacité, dans lequel se fait l'aspiration par le vide, muni d'un bouchon de caoutchouc traversé par deux tubes métalliques divergents, munis chacun d'un robinet ;

3° Une pompe aspirante que relie au flacon un tube en caoutchouc recouvert de tissu.

Fonctionnement de l'appareil. — La pompe est mise en communication avec le flacon, le robinet correspondant est ouvert et l'autre fermé. L'infirmier, par des mouvements de va-et-vient du piston, pratique le vide dans le flacon ; il s'arrête lorsque cette manœuvre du piston devient dure. On ferme alors le robinet et on sépare la pompe du flacon. L'opérateur fixe le tube du trocart préalablement aseptisé à l'autre tubulure du flacon, et l'appareil est prêt à fonctionner.

Précautions à observer. — 1° Les deux tubulures du flacon aspirateur portent des robinets de forme différente, ce qui permet de les distinguer. L'infirmier doit apprendre à faire cette distinction ;

2° La pompe aspirante porte deux tubulures, l'une

faisant le vide, l'autre, au contraire, comprimant l'air. La première porte la lettre A ; il faut veiller à ne pas commettre d'erreur ;

3° Le vide ne doit pas être exagéré dans le flacon ; sans cela, les gaz qui se trouvent dans le liquide extrait sont aspirés sous forme de mousse qui emplit rapidement le flacon et gêne l'opération ;

4° Lorsque le liquide à extraire est considérable, il faut disposer d'un flacon de rechange que l'on substitue au premier, quand celui-ci est plein ;

5° Lorsque l'aspiration cesse dans le flacon, on remet la pompe en communication avec le flacon et on rétablit le vide.

L'appareil de Potain peut également servir à injecter des liquides sous pression ; mais cet usage étant exceptionnel et beaucoup plus compliqué, l'infirmier demandera, le cas échéant, des instructions au médecin traitant.

8° PRATIQUE DE L'ANESTHÉSIE.

Principe de l'anesthésie. — L'anesthésie a pour but la suppression de la sensibilité dans la région à opérer. Pour les grandes opérations, on a recours à l'anesthésie générale, c'est-à-dire l'inhalation de *chloroforme* ou d'*éther*. Ces substances agissent sur le cerveau et endorment le malade en lui enlevant à la fois la sensibilité et la connaissance. Pour les petites opérations, on se contente d'insensibiliser les nerfs de la région par l'anesthésie locale, pratiquée au moyen d'injections hypodermiques de *cocaïne* ou de pulvérisations de *chlorure d'éthyle*.

Anesthésie générale. — Cette anesthésie se pratique soit au *chloroforme, soit à l'éther*. Dans les hôpitaux militaires on n'emploie que le chloroforme. L'administration de l'anesthésique n'est jamais confiée à l'in-

firmier ; toutefois celui-ci intervient pour les préparatifs et lorsqu'un accident survient au cours de l'anesthésie.

Objets à préparer. — 1° Un masque à chloroforme.
C'est un petit masque en fil de laiton qu'il faut habil-
ler à chaque intervention avec de la flanelle. A défaut,
on utilise une compresse disposée en cornet au moyen
d'épingles, et au fond de laquelle on introduit un tampon de coton hydrophile.

2° Un flacon compte-gouttes pour verser le chloroforme et une provision de chloroforme qui ne doit
pas être inférieure à 100 grammes. Le chloroforme est
délivré en petits flacons colorés de 30 grammes ; tout
flacon ouvert doit, en effet, être consommé ou jeté, il
ne doit jamais être conservé pour une autre anesthésie ; de là la nécessité de le fragmenter en petits flacons.

3° Un coin de bois ou un ouvre-bouche pour écarter
les mâchoires, une pince spéciale (*pince à langue*) pour
attirer la langue au dehors et empêcher le malade
de l'avaler.

4° Une cuvette pour recueillir les vomissements, des
compresses, une seringue de Pravaz, un flacon d'éther
et une solution de caféine.

Préparation du malade. — L'anesthésie est toujours
pratiquée à la salle d'opérations (ou dans un cabinet
attenant), le plus souvent le matin.

Le malade sera étendu sur la table d'opérations, la
tête aussi basse que le corps ; la chemise sera enlevée
ou largement ouverte, laissant le cou et la poitrine
bien visibles, sans gilet de flanelle ni ceinture ; la bouche sera visitée, et, s'il existe un dentier, celui-ci sera
enlevé. Le sommeil anesthésique étant toujours précédé d'une période d'agitation intense, il est nécessaire d'attacher le malade à la table d'opérations au
moyen de larges bandes de toile qui immobiliseront
les quatre membres (le tronc ne doit pas être com-
primé).

Pendant ces préparatifs, l'opéré s'émotionne infailliblement ; il faut le rassurer en lui expliquant la raison d'être de ces préliminaires et en lui adressant des paroles d'encouragement. L'émotion est en effet un obstacle à l'anesthésie.

Accidents au cours de l'anesthésie. — Le sommeil est très voisin de la mort, dont il ne diffère que par la persistance de la respiration et des battements du cœur. L'accident le plus redoutable qui puisse se produire est un arrêt de ces deux fonctions ; la mort en est la conséquence si on n'intervient pas à temps. Il faut donc que l'infirmier qui assiste le chloroformisateur ne perde pas de vue les mouvements respiratoires et le pouls du malade. La respiration doit être profonde et régulière, s'accompagnant de larges mouvements des côtes et du diaphragme ; une respiration courte et irrégulière doit aussitôt éveiller l'attention. Le pouls est ralenti, mais régulier avec des pulsations bien frappées ; un pouls qui faiblit brusquement ou qui se précipite est une menace de danger. Une coloration violacée des lèvres (elles doivent rester roses) ou la dilatation des pupilles (elles doivent être contractées) sont l'indice d'une situation plus inquiétante encore.

Dès que le danger est soupçonné, il faut aussitôt : cesser le chloroforme et l'éloigner du malade, ouvrir la croisée pour dissiper les vapeurs anesthésiques, flageller la face et la poitrine avec des compresses mouillées, exciter la contractilité du cœur par une piqûre d'éther ou de caféine, et enfin, si le retour à la vie ne se produit pas immédiatement, pratiquer la respiration artificielle avec tractions rythmées de la langue. Des mucosités accumulées dans l'arrière-gorge donnent parfois de fausses alertes ; il suffit dans ce cas de les extraire avec un tampon de coton hydrophile monté au bout d'une pince.

Lorsque la chloroformisation est terminée, un autre accident est possible : la syncope par arrêt brusque du cœur. Les infirmiers doivent se garder de la provoquer, soit par des mouvements exagérés, soit en asseyant l'opéré pour le changer de linge ; la tête doit toujours rester basse. Quand le malade a été reporté dans son lit, il faut lui retirer oreiller et traversin, le bien couvrir, le réchauffer s'il y a lieu (bouillote), et ne le quitter que lorsqu'il a repris connaissance et répondu aux questions qu'on lui pose.

L'anesthésie par l'éther comporte les mêmes préparatifs et les mêmes précautions ; de plus, il faut supprimer toute flamme pendant l'anesthésie, les vapeurs d'éther étant inflammables même à distance.

ANESTHÉSIE LOCALE. — L'anesthésie locale à la *cocaïne* exige une seringue à injections hypodermiques et une solution de chlorhydrate de cocaïne à 1 p. 100. La seringue et la région sont aseptisées comme d'usage.

Pour certaines opérations de la gorge, on insensibilise la muqueuse au moyen d'attouchements à la cocaïne ; dans ce cas, la solution de chlorhydrate de cocaïne doit être plus forte (un pour vingt).

Pour pratiquer de simples incisions de la peau (abcès, furoncles), on se contente d'une anesthésie plus superficielle encore, celle que procure le *chlorure d'éthyle*. Ce liquide est conservé dans des ampoules de verre dont une des extrémités porte un ajutage métallique qui permet l'issue du liquide en jet filiforme. Le bouchon de l'ajutage étant retiré, on saisit l'ampoule à pleine main pour l'échauffer, et lorsque le jet se produit, on le dirige d'un peu loin sur la région à insensibiliser, en soufflant à mesure pour favoriser l'évaporation du chlorure d'éthyle. Lorsque la peau a pris une coloration blanche, comme givrée, l'anesthésie est réalisée.

9° HÉMORRAGIES CHIRURGICALES.

Les plaies sont exposées à saigner non seulement au moment de l'accident qui les a occasionnées, mais encore en cours de traitement. L'écoulement de sang ou *hémorragie* est d'autant plus abondant que le vaisseau sanguin ouvert est plus volumineux ; lorsque les vaisseaux capillaires sont seuls lésés, l'hémorragie n'est qu'un simple suintement ; lorsqu'une artère ou une veine est ouverte, le sang coule en abondance et parfois sous forme de jet. Dans tous les cas il faut pratiquer l'*hémostase*, c'est-à-dire arrêter l'hémorragie.

HÉMORRAGIES PEU ABONNDANTES. — Dans ce cas, il suffit, pour arrêter l'écoulement de sang, d'appliquer sur la plaie un pansement sec un peu volumineux et d'exercer, avec une bande de toile, un peu de compression sur ce pansement.

HÉMORRAGIES ABONDANTES. — Il existe deux moyens de les combattre ; ces moyens doivent être employés l'un après l'autre :

1° *Compression directe ou tamponnement.* — Etaler une compresse de toile sur la plaie et en enfoncer le milieu avec le doigt au fond de celle-ci. Dans l'entonnoir ainsi formé, tasser et bourrer d'autres compresses, recouvrir de coton et serrer vigoureusement avec une bande. Toutes les précautions aseptiques doivent nécessairement être prises ; toutefois, lorsque le sang sort à flots en bouillonnant, comme il arrive parfois dans certaines hémorragies du cou ou de la racine des membres, il n'y a point de temps à perdre, car la vie du blessé est en danger. Alors, lavés ou non, on enfonce dans la plaie un, deux doigts, le poing s'il le faut, et l'on comprime de toutes ses forces en attendant l'arrivée du chirurgien.

2° *Compression des vaisseaux.* — Lorsque la compression directe n'a pas réussi, on a la ressource, s'il s'agit d'une plaie siégeant sur un membre, de comprimer l'artère principale à la racine de ce membre. A la cuisse, cette artère se trouve au milieu du pli de l'aine ; au membre supérieur, elle est située dans l'aisselle contre le bras. Avec l'extrémité des doigts des deux mains, on cherche l'artère et l'on appuie jusqu'à ce que l'hémorragie cesse ou se modère. Si l'on ne trouve pas l'artère, la dernière planche de salut est de serrer vigoureusement toute la racine du membre avec un lien élastique (bande ou tube de caoutchouc) faisant plusieurs fois le tour du membre.

Hémostase préventive. — En vue d'éviter l'hémorragie au cours d'une opération sur un membre, on procède, avant l'opération, à l'hémostase préventive. On chasse d'abord du membre une partie du sang qui s'y trouve contenu, soit en élevant simplement ce membre, soit en l'enveloppant, de son extrémité à la racine, d'une bande de caoutchouc disposée en bandage roulé. On entoure alors la racine du membre (sur la bande de caoutchouc elle-même) d'un tube de caoutchouc de la grosseur du petit doigt, fortement serré, faisant deux tours autour du membre et soigneusement noué. Il suffit de dérouler la bande de caoutchouc, et on peut opérer sans crainte d'être gêné par le sang. Bande et tube de caoutchouc doivent figurer parmi les objets à aseptiser en vue de l'opération.

10° OBJETS DE PANSEMENTS

I. Objets de pansement.

GAZE A PANSEMENTS. — La gaze *non apprêtée*, fine et souple, se place en un ou plusieurs doubles, à la surface des plaies à panser ; la *gaze apprêtée*, dure et rigide, sert à confectionner des bandes et à tailler des appareils plâtrés.

COTONS A PANSEMENTS. — Le *coton hydrophile*, très blanc et très pur, doit son nom à la propriété qu'il possède d'absorber les liquides ; le *coton cardé supérieur*, blanc et souple, sert d'enveloppe au pansement.

Ces cotons sont livrés en lames que l'on a pliées et roulées en forme de paquets. Au lieu de déchirer au moment d'un pansement la quantité dont on a besoin, il est plus avantageux de découper d'avance aux ciseaux ces lames en carrés de grandeur variable, que l'on empile dans des boîtes métalliques. Cette opération se pratique sur une serviette aseptisée, avec des mains irréprochablement propres. Le coton cardé supérieur peut aussi être découpé en bandes que l'on roule comme des bandes de tissu.

COTONS POUR REMBOURRAGES. — Pour envelopper un membre pansé, pour rembourrer les appareils à fractures, on se sert : de *coton cardé ordinaire*, grisâtre et un peu grossier, de ouate de tourbe brune et rugueuse mais très élastique, etc.

TISSUS IMPERMÉABLES. — Tissus pour *alèzes*, en 1 mètre de large, très résistant, de couleur noire. Tissu pour *pansements*, léger, souple, de couleur jaunâtre, ayant 2^m,50 de large.

TAMPONS EN COTON ET GAZE. — Ces tampons, d'un emploi constant en chirurgie, sont composés d'une boulette de coton hydrophile enveloppée de gaze non apprêtée ; un lien en fil fixe les bords de la gaze. Ces tampons dont la grosseur varie de celle d'une noix à celle d'un œuf sont préparés à l'avance, aseptisés par l'ébullition et conservés dans des bocaux de verre, baignant dans une solution antiseptique.

COMPRESSES DE GAZE. — On prépare aussi, en vue des opérations, des compresses formées de plusieurs doubles de gaze non apprêtée, dont les bords sont assujettis par des points de couture. Ces compresses sont conservées de la même manière que les tampons.

TISSUS A PANSEMENTS. — *Compresses* de toile confectionnées en trois tailles (grandes, moyennes, petites).

Bandes de toile dont la largeur varie de 3 centimètres à 8 cent. 5.

Bandes en tissu de coton ayant de 4 centimètres à 8 cent. 5 de large.

Bandes en gaze apprêtée, dont la largeur varie de 7 à 20 centimètres.

Bandes en flanelle, sur une largeur de 5 à 7 centimètres.

FILS A SUTURE. — *Fils métalliques* en argent ou en acier, disposés en rouleaux ou en bobines. Le fil d'acier est un fil très fin, le fil d'argent est de trois grosseurs (gros, moyen, fin). On coupe les morceaux nécessaires à l'opération et on les aseptise.

Fils de soie formés de soie câblée ou tressée, numérotés de 1 à 3 et délivrés en bobines contenues dans des flacons bouchés à l'émeri. Plusieurs asepsies successives rendant la soie cassante, on coupe d'avance les fils nécessaires et on les aseptise ensuite.

Crins de Florence. — C'est une variété des crins dont se servent les pêcheurs à la ligne pour fixer les hameçons. Ils ont environ 20 centimètres de longueur et sont classés en gros, moyens et fins. On les délivre par cent disposés en tresses dans des flacons. Pour s'en servir, on coupe l'extrémité de la tresse que l'on défait et on dispose les crins pliés en deux, dans des tubes de verre d'où il est facile de les retirer un par un. Les crins de Florence peuvent supporter plusieurs asepsies.

A défaut de crins de Florence, on peut utiliser les *crins de cheval* dégraissés par l'éther et aseptisés.

Catgut. — Le catgut est une cordelette fabriquée, comme les cordes de violon, avec des intestins de mouton. Sa grosseur variable est indiquée par des numéros de 0 à 4. Il est délivré par fragments d'un mètre enroulés autour de bobines en verre, contenus avec un liquide antiseptique dans des flacons à large ouverture. Le catgut ne supportant pas la chaleur, il est livré tout aseptisé; il suffit donc de vider le flacon dans un bassin à pansement et de débiter le fil en fragments de la longueur nécessaire.

TUBES A DRAINAGE. — Ce sont des tubes en caoutchouc, de calibre variable, dont les parois portent de multiples perforations. Introduits dans la profondeur des plaies, ils facilitent l'écoulement du pus et des liquides au dehors. On les conserve dans des bocaux de verre baignant dans une solution antiseptique.

BAUDRUCHE GOMMÉE. — Mince pellicule de baudruche enduite de gomme sur une de ses faces ; est délivrée en bandes de 1 mètre de longueur sur 10 centimètres de large. On découpe dans cette baudruche les fragments ou bandelettes nécessaires que l'on applique par leur face brillante, après l'avoir mouillée. S'emploie surtout pour rapprocher les bords des coupures et les obturer.

DIACHYLONS. — Le *diachylon* simple ou *sparadrap* est une bande de toile enduite sur une de ses faces d'un emplâtre au plomb qui la rend très adhérente. Il s'emploie soit en longues bandelettes qu'on enroule autour des membres, soit en petites bandes qu'on imbrique en manière de cuirasse sur certains ulcères.

Le *diachylon de Vigo* est préparé de la même manière avec un emplâtre au mercure. Cet emplâtre lui donne des propriétés plus actives que celles du diachylon simple.

CRAYONS. — Certaines substances caustiques s'emploient sous forme de crayons : par exemple, le *sulfate de cuivre* (crayon bleu) et le *nitrate d'argent fondu* (crayon noir). Pour s'en servir, on fixe ces crayons soit dans un porte-crayon spécial, soit simplement dans une plume d'oie.

POUDRES ANTISEPTIQUES. — Les poudres les plus employées sont : l'*acide borique*, pulvérisé, poudre blanche, inodore, de saveur astringente, non toxique; le *salol*, poudre blanche, à odeur de rose, non toxique;

l'*iodoforme*, poudre jaune, à odeur désagréable et persistante, faiblement toxique.

Les poudres qu'on emploie en grosse quantité, pour saupoudrer certains ulcères, sont à base d'*amidon* ou de *talc* avec addition d'une certaine quantité de poudre antiseptique.

POMMADES ANTISEPTIQUES. — Ces pommades se composent de vaseline additionnée d'un médicament antiseptique. Les plus employées sont : la *vaseline boriquée* et la *vaseline iodoformée*.

COTONS ET TISSUS ANTISEPTIQUES. — Le coton hydrophile et la gaze non apprêtée peuvent être rendus antiseptiques en leur incorporant une substance antiseptique. Les plus employés de ces objets de pansement sont : le *coton bichloruré* et la *gaze bichlorurée* qui contiennent du sublimé corrosif, et la *gaze iodoformée* qui contient de l'iodoforme. Ces objets présentent deux inconvénients : il est impossible de les aseptiser sans détruire l'antiseptique (il faut se contenter de l'asepsie de fabrication qui est toujours douteuse) ; ils sont irritants pour les peaux délicates. Leur emploi est, par suite, très restreint.

LIQUIDES ANTISEPTIQUES. — *Eau oxygénée.* — Liquide incolore à saveur astringente, possédant la propriété de mousser au contact des plaies ; n'est pas toxique. L'eau oxygénée ne s'emploie pas pure, mais seulement étendue de deux fois son volume d'eau bouillie et filtrée ; l'eau oxygénée en usage dans les services est donc de l'eau oxygénée au tiers.

Eau boriquée. — Solution de 25 grammes d'acide borique par litre d'eau.

Solution de sublimé. — Solution d'un gramme de sublimé corrosif par litre d'eau, avec addition de 2 grammes de sel marin. On la colore d'ordinaire en bleu.

Solution phéniquée. — On en emploie deux : la solution faible (25 grammes d'acide phénique par litre d'eau) et la solution forte (50 grammes par litre). Toutes deux sont très toxiques ; la solution forte est en outre caustique et ne s'emploie que pour imbiber des tampons avec lesquels on frotte les plaies à désinfecter. Les solutions phéniquées sont colorées en vert.

Solution de permanganate de potasse. — Liquide de couleur violet foncé dont le titre est variable. La solution la plus faible et en même temps la plus employée est celle de 1 gramme de permanganate pour 3 litres d'eau.

Solution picrique. — Liquide jaune d'or obtenu par la dissolution dans l'eau d'autant d'acide picrique qu'elle peut en dissoudre (solution saturée).

Solution de chlorure de zinc. — Solution au dixième; elle est caustique et s'emploie comme la solution phéniquée forte. On la colore en violet clair.

Ether iodoformé. — Solution d'iodoforme dans l'éther sulfurique.

Naphtol camphré. — Liquide huileux de couleur brune ; il se compose, comme l'indique son nom, de naphtol et de camphre.

II. **Mode de pansement.**

Quoique très nombreux en raison de la multiplicité des matières que l'on peut employer, les pansements peuvent être répartis en deux groupes :

1° PANSEMENTS SECS. — Saupoudrer la plaie avec une poudre antiseptique ; la recouvrir de gaze non apprêtée (un ou plusieurs doubles) ; placer au-dessus un carré de coton hydrophile ; enfin recouvrir celui-ci de coton cardé supérieur, soit sous forme d'un carré, soit sous forme d'une bande enroulée autour du membre. Ce pansement est ensuite fixé au moyen d'un bandage.

2° PANSEMENTS HUMIDES. — Sur la plaie munie ou non d'un drain disposer un ou plusieurs doubles de gaze apprêtée ; placer au-dessus un carré assez épais de coton hydrophile imbibé d'eau boriquée ; étaler sur ce coton une lame de tissu imperméable à pansements ; enfin recouvrir de coton cardé comme il a été dit plus haut et maintenir avec un bandage.

Remarque. — La gaze a pour but d'empêcher que le coton n'adhère à la plaie, ce qui entraînerait une irritation lorsqu'on devrait décoller les brins adhérents. Le coton hydrophile sec est destiné à absorber les liquides issus de la plaie. Le tissu imperméable a pour rôle d'empêcher l'évaporation du liquide contenu dans le pansement humide ; aussi faut-il que ce tissu déborde dans tous les sens le coton mouillé qu'il recouvre. Le coton cardé supérieur est une couche protectrice contre les heurts possibles.

EMPLOI DES DIVERSES BANDES. — Lorsqu'un pansement doit être renouvelé tous les jours (pansement humide, par exemple), on se sert, pour la confection du bandage, des bandes de toile dont l'emploi est moins coûteux. Si, au contraire, le pansement doit rester plusieurs jours en place, l'emploi des *bandes de gaze apprêtée est préférable* (les mouiller avant de les appliquer), car les tours de bande adhèrent les uns aux autres du fait de l'empois et le bandage résiste mieux aux frottements. Les bandes de tissu de coton, sorte d'intermédiaire entre la toile et la gaze, conviennent aux pansements sur surfaces arrondies (à la tête, par exemple), car elles s'adaptent mieux à leurs reliefs. Les bandes de flanelle servent surtout à exercer une compression légère sur les régions où on les applique.

Les bandes de gaze ne pouvant servir qu'une fois, ce sont les seules que l'on doive couper lorsque le bandage n'exige qu'une partie de la bande. Les autres bandes pouvant resservir après lavage, il est interdit de les couper.

APPLICATIONS HUMIDES. — Les contusions et surtout celles des articulations sont souvent traitées par des applications humides. On dispose sur la région blessée plusieurs larges compresses imbibées d'eau pure ou d'eau *blanche* (eau mélangée de sous-acétate de plomb). Une alèze imperméable glissée sous le membre protège le lit ; un fragment de tissu imperméable à pansements recouvre les compresses pour ralentir l'évaporation. A mesure que ces compresses se dessèchent, on les retrempe dans l'eau ou l'eau blanche ; une cuvette remplie de liquide doit être laissée à la portée du blessé.

S'il est prescrit de faire des *applications glacées*, il suffit de placer des fragments de glace dans le liquide qui sert à humidifier les compresses.

IRRIGATION DES PLAIES. — L'irrigation ou lavage des plaies se pratique avec une solution antiseptique et un appareil dit *bock-laveur*.

Le bock-laveur est un récipient en tôle émaillée muni d'un long tube de caoutchouc que termine une canule à robinet. Il est fixé à une tringle métallique ou à une tige de bois qu'on peut élever ou abaisser de manière à faire varier la pression et, par suite, la force du jet. Dans le bock on verse le liquide choisi, et il suffit d'ouvrir le robinet pour obtenir un jet avec lequel on lave la plaie. Le liquide du lavage est recueilli dans un bassin de cuivre réniforme, c'est-à-dire en forme de rein, ce qui lui permet de s'adapter à toutes les courbes du corps. Il va de soi que le bock-laveur et ses accessoires doivent être aseptisés avec le plus grand soin.

Un appareil d'une asepsie plus sûre que le bock, c'est le *flacon-laveur* que l'on peut facilement improviser. A un flacon de pharmacie d'un ou de deux litres de capacité on adapte un bouchon de liège percé de deux trous. Dans un des trous on fait passer un long tube de verre pour l'aération (il doit atteindre le fond du flacon) ; dans l'autre, un tube court auquel on adapte le tuyau de caoutchouc muni de sa canule. Le liquide versé dans le flacon et le bouchon mis en place, il suffit de retourner le flacon pour obtenir le jet désiré. La pression augmente ou diminue suivant qu'on élève ou qu'on abaisse la main qui tient le flacon. Aucune poussière ne peut évidemment pénétrer dans un appareil ainsi disposé.

Le bock-laveur sert aussi à pratiquer l'*irrigation continue* d'une plaie ou d'une région blessée. La partie à irriguer est recouverte de compresses mouillées, le bock est placé au chevet du lit, et la canule, maintenue au-dessus des compresses, a son robinet réglé de façon que le liquide coule goutte à goutte sur les linges. Il faut, dans ce cas, relever les bords de l'alèze imperméable qui protège le lit et l'incliner vers un seau où le liquide issu des compresses pourra s'écouler.

11° PRATIQUE DES PANSEMENTS

BANDAGES. — APPAREILS A FRACTURES

BANDAGES

Les différentes pièces constitutives d'un pansement sont maintenues en place au moyen de bandes. Le *mode* d'application de ces bandes s'appelle *bandage*.

Les bandes les plus usitées sont les bandes en toile, en coton, en flanelle, en gaze apprêtée ou non apprêtée.

Les bandes apprêtées sont, avant leur application, trempées dans de l'eau bouillie, puis exprimées.

Manière de rouler une bande. — Une bande présente deux extrémités ou chefs, une partie comprise entre ces deux chefs ou plein.

Lorsque la bande est roulée, le chef apparent ou libre s'appelle le chef initial; la partie roulée, le globe. Le chef situé au centre du globe est le chef terminal.

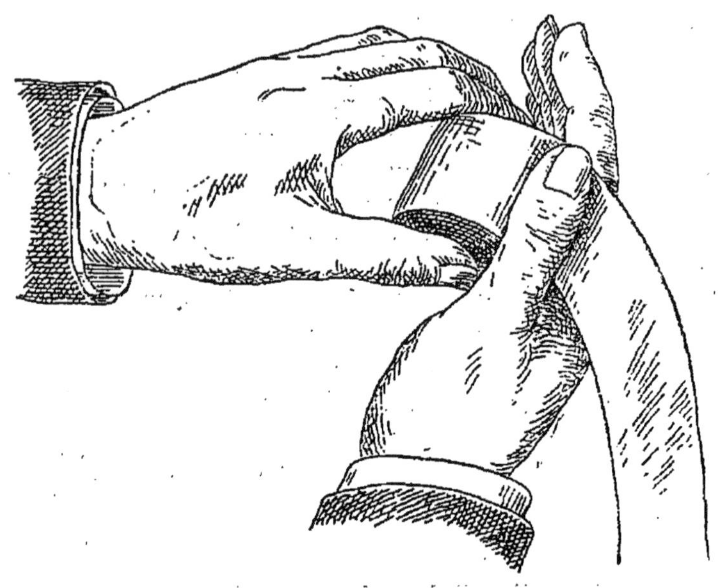

Fig. 2. — Manière de rouler une bande.

Pour rouler une bande, on replie un certain nombre de fois sur lui-même le chef initial, de façon à en former un petit cylindre résistant ; on saisit ensuite entre l'extrémité du pouce et du médius gauche l'axe du petit rouleau ainsi formé. La partie déroulée de la bande laissée pendante est disposée entre le pouce et l'index droits. Les deux doigts de la main gauche font tourner le globe de droite à gauche autour de son axe, jusqu'à ce que la bande entière soit enroulée. Les autres doigts de la main gauche maintiennent la bande dans la paume de la main pendant qu'elle s'enroule. Une bande bien roulée doit être très serrée.

Bandage roulé. — Le bandage roulé est destiné à recouvrir un membre ou une portion de membre dans toute son étendue. On applique le bandage roulé de l'extrémité du membre vers sa racine. Pour placer un bandage roulé sur l'avant-bras, par exemple, le chef initial de la bande est posé sur le poignet, le globe placé en dessus, de façon que la bande, en se déroulant, s'applique d'elle-même sur le membre. Le pouce de la main gauche maintient ce chef initial que l'on fixe d'abord par deux tours circulaires. Ceci fait, on

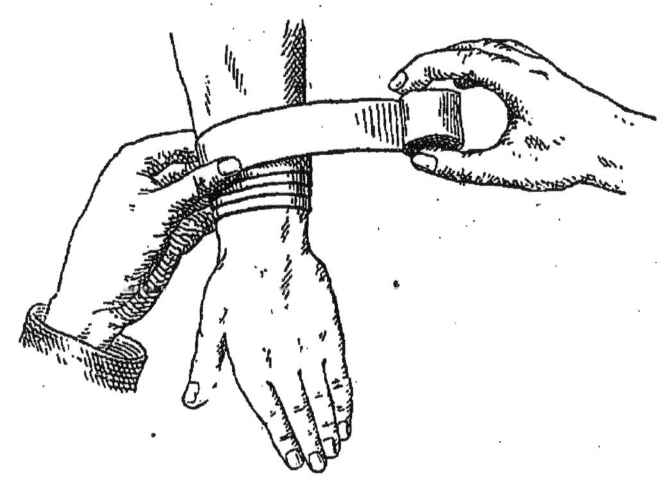

Fig. 3. — Manière d'appliquer un bandage roulé.

enroule en spirale la bande autour de l'avant-bras, de manière que chaque tour de bande recouvre la moitié de la hauteur du tour précédent. Pendant cette opération, le globe de la bande doit passer alternativement de la main droite dans la main gauche de l'opérateur. Il faut bien prendre garde de ne pas laisser échapper la bande pendant ces mouvements : la bande lâchée tombe, se déroule, et le bandage est à refaire. Le chef terminal est fixé par une épingle de sûreté. Si la bande vient à être épuisée avant que le bandage ne soit terminé, on fixe, au moyen d'une épingle, le chef terminal de cette bande au chef initial d'une seconde bande, avec laquelle on continue le bandage.

Renversés. — Lorsqu'une bande doit recouvrir une région non cylindrique, les tours de bande ne peuvent pas se rouler exactement sur la région, un des bords bâille et forme godet. On évite les godets en faisant des renversés.

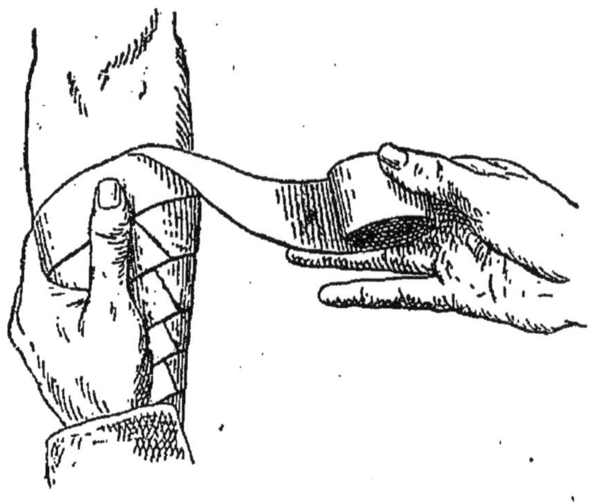

Fig. 4. — Comment on fait un renversé.

Pour faire un renversé, on appuie le pouce gauche sur le bord supérieur de la bande, au point où elle gode, puis déroulant 6 à 8 centimètres de bande, qu'on relâche légèrement, on renverse la bande en avant de façon à former un pli à partir du point où appuie le pouce, et de telle sorte que le bord supérieur de la bande devienne bord inférieur. Autant que possible, pour la solidité et le coup d'œil, on fait les renversés sur une même ligne. Dès que le membre redevient cylindrique, on cesse les renversés.

Manière d'enlever une bande. — On retire l'épingle et on déroule la bande, en la pelotonnant, et en la faisant passer successivement d'une main dans l'autre, sans la laisser flotter.

REMARQUE. — Un bandage ne doit être ni trop serré ni trop lâche. Dans le premier cas il gêne la circulation, dans le second il ne tient pas.

DIVERSES VARIÉTÉS DE BANDAGES

Tête.

Monocle. — Le monocle est le bandage d'un œil. Appliquer au préalable un pansement ou une lame de coton sur l'œil malade. Placer la bande sur le front, de manière qu'elle se déroule du côté sain vers le côté malade, et fixer d'abord la bande par deux circulaires autour de la tête. Diriger ensuite la bande au-dessus du nez vers l'œil à recouvrir, passer sous l'oreille, derrière la nuque, contourner la tête au-dessus des tours circulaires, revenir sur l'œil, et ainsi de suite. Terminer par un circulaire autour de la tête. Les jets de bande qui passent devant l'œil doivent être imbriqués comme ceux d'un bandage roulé.

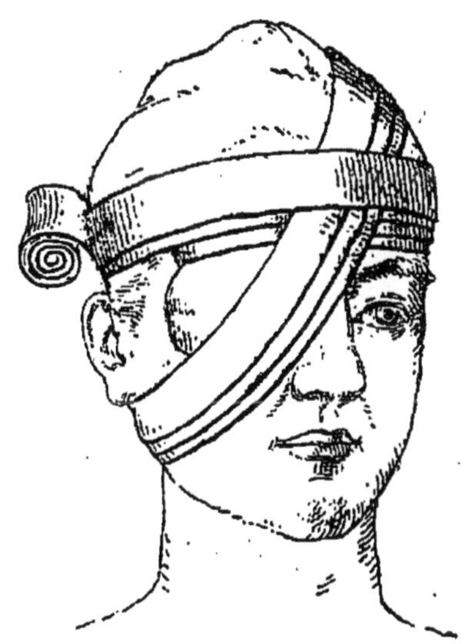

Fig. 5. — Monocle.

Binocle. — Le binocle est le bandage des deux yeux. La bande est placée et conduite comme pour faire un monocle sur l'œil droit (il est plus commode de commencer ainsi). Lorsque la bande est passée au-devant de l'œil droit, sous l'oreille droite, derrière la nuque, et qu'elle a rejoint le côté gauche de la tête, on lui fait suivre le front et le côté droit de la tête (à la façon d'un circulaire), jusqu'à la nuque. Là on la fait descendre, passer sous l'oreille gauche et remonter de bas en haut au-devant de l'œil gauche, et rejoindre le côté droit de la tête. A ce moment, chacun des yeux est recouvert par un tour de bande. Il suffit d'en placer deux autres dans le même ordre et de terminer par un circulaire de fixation. En somme, le binocle est formé de deux monocles pratiqués en sens contraire : de haut en bas pour l'œil droit et de bas en haut pour l'œil gauche.

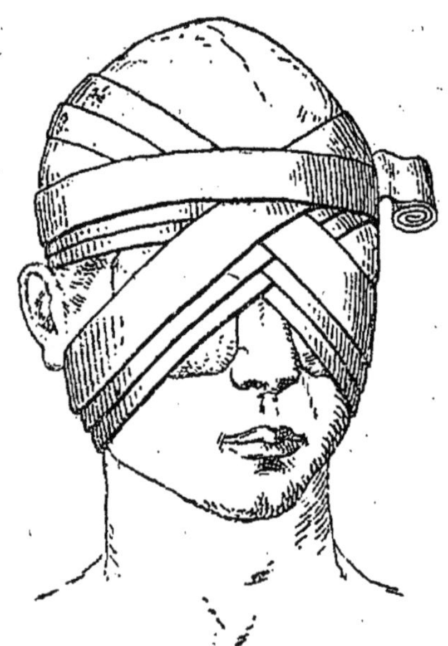

Fig. 6. — Binocle.

Croisé de la tête et de la mâchoire inférieure. — Bandage destiné à maintenir un pansement sur la joue ou derrière l'oreille.

Supposons que le pansement soit sur la joue (le côté importe peu). Débutez par deux circulaires autour du front et de la tête dans le sens qui vous conviendra le

mieux ; puis, au niveau de la tempe du côté malade,
renversez la bande en avant perpendiculairement à elle-
même et fixez par une épingle le pli ainsi formé. Faites
alors descendre la bande sur la joue, conduisez-la sous
le menton et faites-la remonter derrière l'oreille, du
côté opposé, pour rejoindre la tempe du côté malade,
en passant sur le sommet de la tête. Placez deux autres
jets de bande semblables à celui qui vient d'être décrit,
puis au niveau de la tempe, du côté sain (pour ne pas
les superposer), faites un renversé semblable à celui
que vous avez fait au début, mettez encore une épingle
et terminez par deux circulaires autour de la tête.

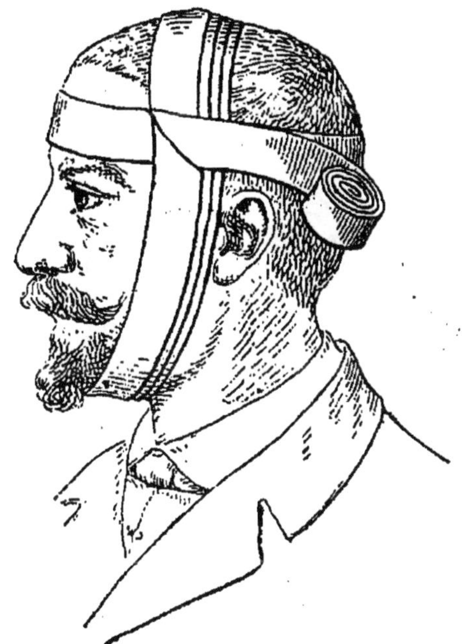

Fig. 7. — Croisé de la tête et de la mâchoire inférieure.

S'il s'agissait de maintenir un pansement derrière
l'oreille (au lieu de la joue), vous feriez descendre la
bande derrière l'oreille droite au lieu de la faire descendre sur la joue ; mais, dans ce cas, elle remonterait
du côté opposé, sur la joue, au lieu de passer derrière
l'oreille. D'après la figure on voit que ce bandage peut

aussi maintenir des pansements sous le menton et sur le sommet du crâne. Dans la pratique, lorsqu'on est familiarisé avec la direction que doit prendre le pli du renversé, il est plus commode de placer d'abord l'épingle et de faire le renversé sur l'épingle qui est ainsi recouverte.

Chevestre. — Le bandage précédent a l'inconvénient d'exiger la formation de plis et l'emploi d'épingles, ce qui le rend peu solide. Le chevestre est le même bandage mais pratiqué sans plis ni épingles. Son application est un peu plus délicate.

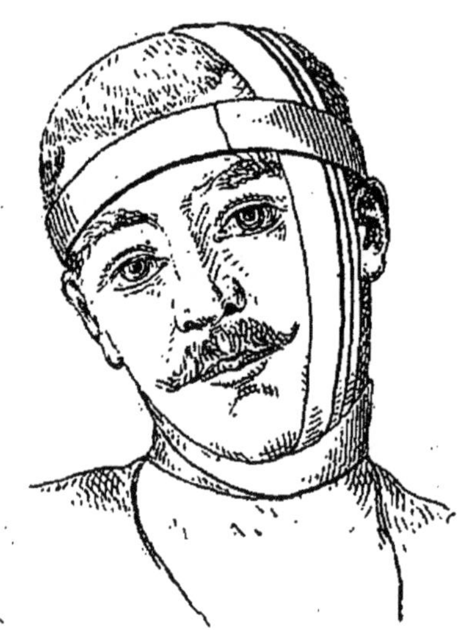

Fig. 8. — Chevestre.

Commencez comme précédemment par deux circulaires (sens de gauche à droite) ; puis, au lieu de faire un renversé, faites descendre la bande derrière la nuque, du côté sain, passez sous le menton et couvrez la joue de bas en haut. La bande passe ensuite sur le sommet de la tête et derrière l'oreille, du côté sain, comme dans le bandage précédent. Lorsque le nombre des jets de bande verticaux est suffisant, vous faites passer la bande sous la nuque (comme au début, mais en sens inverse), et vous terminéz par des circulaires autour de la tête. S'il fallait maintenir un bandage derrière l'oreille, il suffirait, lorsque la bande remonte pour la première fois du côté malade, de la faire passer derrière l'oreille ; dans ce cas, elle passerait sur la joue du côté opposé.

Cou.

Oblique du cou et de l'aisselle. — Bandage destiné à maintenir un pansement dans la région de la clavicule ou dans l'aisselle. Il se compose d'une série de circulaires embrassant le tronc d'une épaule à l'aisselle du côté opposé.

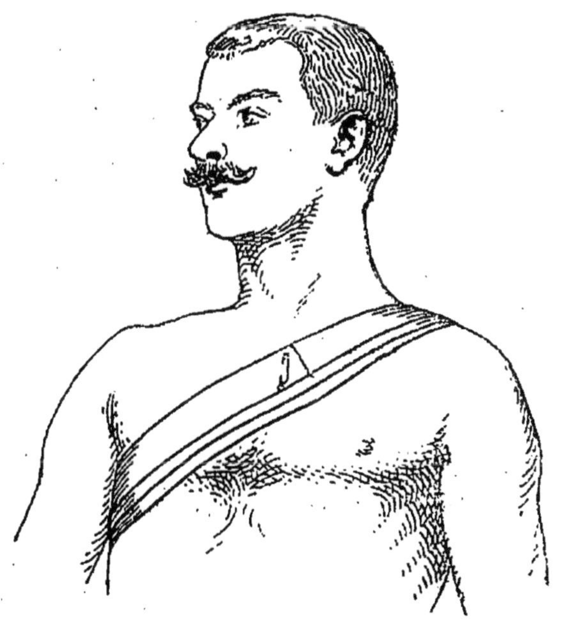

Fig. 9. — Oblique du cou et de l'aisselle.

Placez le chef initial sur le devant de la poitrine et dirigez le globe à droite, soit vers l'épaule, soit vers l'aisselle, suivant le rôle que doit jouer le bandage ; traversez ensuite le dos obliquement pour gagner soit l'aisselle, soit l'épaule du côté opposé. Faites plusieurs

-circulaires semblables et fixez le chef terminal sur le devant de la poitrine. Même lorsqu'on n'a pas de pansement à maintenir dans l'aisselle, il faut garnir celle-ci de coton cardé pour éviter que les bandes n'en coupent la peau toujours délicate.

Croisé du cou et de l'aisselle. — Bandage destiné à maintenir un pansement sur l'épaule. Il a l'apparence d'un 8 dont les deux boucles embrassent, l'une le cou, l'autre l'aisselle.

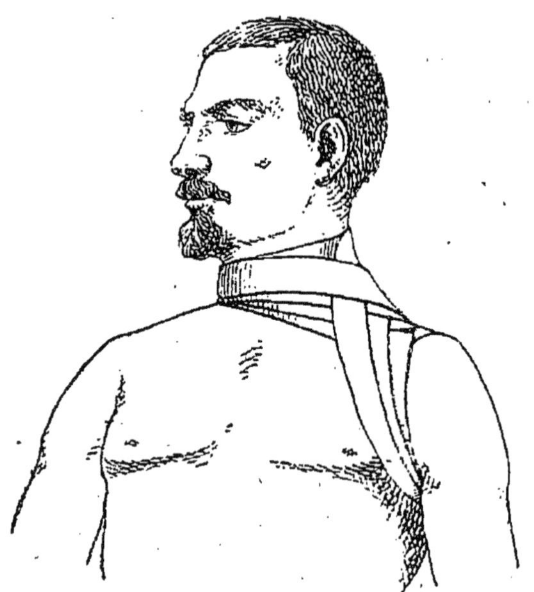

Fig. 10. — Croisé du cou et de l'aisselle.

Placez le chef initial sur l'épaule malade (la gauche, par exemple), faites descendre le globe derrière elle, passez sous l'aisselle, remontez en avant de l'épaule en croisant le chef initial et contournez le cou d'arrière en avant. Vous avez ainsi rejoint le point initial, et le premier jet de bande est placé. Faites-en deux ou trois semblables, en ayant soin de les imbriquer en façon de cuirasse sur l'épaule malade, et fixez le chef terminal au niveau de l'épaule.

Pour l'épaule droite, la manœuvre est la même, si ce n'est qu'au début vous devez faire passer la bande en avant de l'épaule, au lieu de la faire passer en arrière.

L'aisselle doit toujours être garnie de coton, comme il a été dit plus haut.

Membre supérieur.

Spica du pouce. — Bandage destiné à envelopper le pouce dans toute sa longueur.

Prendre une bande étroite (3 centimètres de large) ; au besoin, couper une bande ordinaire à la largeur voulue. (Pour couper une bande, on la roule très serrée, on la pose sur une planche, et, avec un rasoir ou un couteau très affilé, on la coupe parallèlement à un de ses bords.

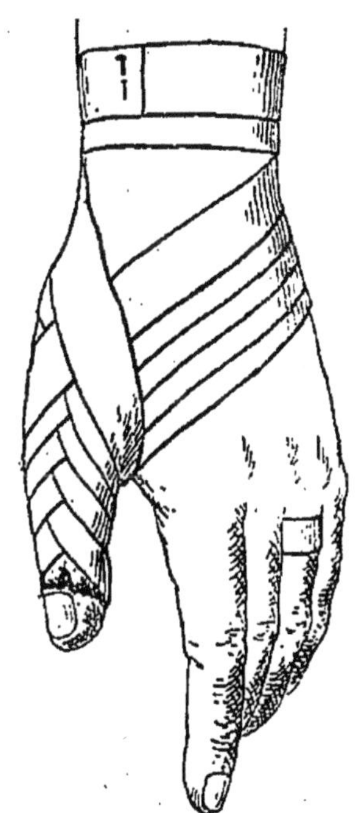

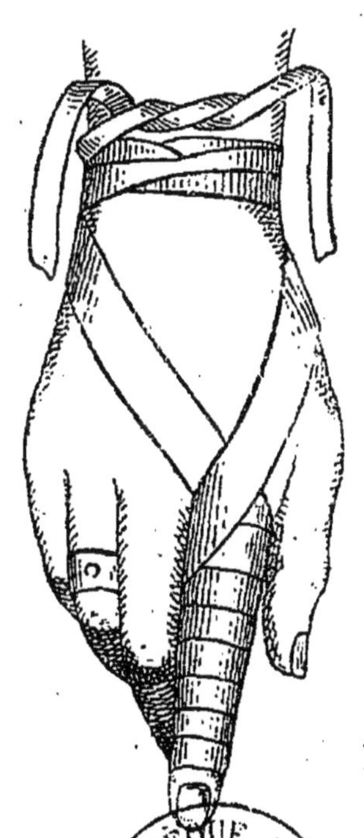

<table>
<tr><td>Fig. 11. — Spica du pouce.</td><td>Fig. 12. — Spiral du doigt.</td></tr>
</table>

(Main gauche.) Fixez le chef initial par deux circulaires (de gauche à droite) autour du poignet, descendez sur le dos de la main entre le pouce et l'index, passez sous le pouce en gagnant son extrémité inférieure, contournez-le au niveau de l'ongle sur la face antérieure, repassez dessous en donnant au bandage la forme d'un 8, et faites remonter la bande vers le poignet en longeant le bord du pouce opposé à l'index. Le premier jet de bande est placé. Nouveau circulaire autour du poignet, puis vous placez le second jet recouvrant la moitié de la largeur du premier. Vous continuez de même jusqu'à ce que le pouce soit entièrement recouvert. Le chef terminal est fixé autour du poignet.

(Main droite.) Vous opérez de la même manière, avec cette seule différence que vous faites descendre la bande le long du bord du pouce opposé à l'index, tandis qu'elle remontera vers le poignet en passant entre le pouce et l'index.

Ce bandage donne au pouce l'aspect d'un épi de blé, de là son nom de *spica*.

Spiral d'un doigt. — Bandage destiné à envelopper un doigt dans toute sa longueur.

Fixez la bande autour du poignet par des circulaires ; faites descendre la bande sur le dos de la main jusqu'à la base du doigt à envelopper. La bande venant du côté externe du poignet doit aborder le doigt par son bord interne, et réciproquement. Entourez ce doigt d'une spire très allongée jusqu'au bout du doigt, et là, commencez un bandage roulé du doigt qui remontera jusqu'à sa racine. Parvenue à ce point, la bande remontera sur le dos de la main vers le poignet, en croisant le jet de descente. Terminez par un circulaire autour du poignet.

Gantelet. — Bandage destiné à envelopper tous les doigts de la main. Il se compose d'un spica du pouce et d'un spiral de chaque doigt, exécutés successivement avec la même bande. C'est un bandage que l'on emploie très rarement, à cause de la difficulté de son exécution et de la gêne que les jets de bande accumulés occasionnent au blessé ; mais il constitue un excellent exercice d'adresse et de maniement des bandes. L'infirmier doit apprendre à le pratiquer.

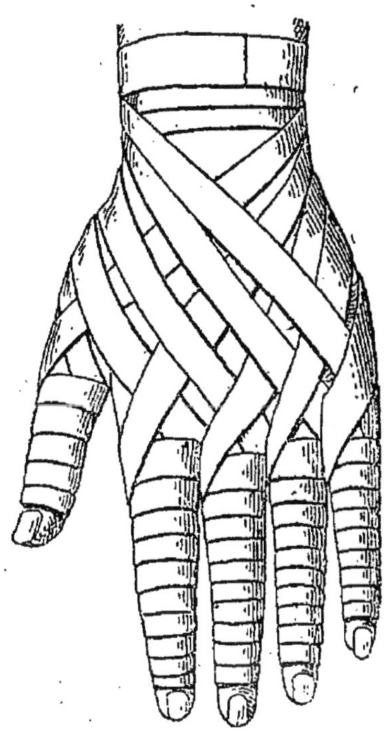

Fig. 13. — Gantelet.

Croisé du poignet et de la main. — Bandage destiné à maintenir un pansement sur la paume ou sur le dos de la main.

Sa description méthodique est inutile ; il suffit de savoir qu'il est constitué par un 8 dont la boucle supérieure embrasse le poignet, et la boucle inférieure la base des quatre derniers doigts (le pouce reste en dehors du bandage). Quant aux branches du 8, elles se croisent, soit au niveau de la paume, soit sur le dos de la main, suivant que le pansement se trouve sur l'une ou l'autre de ces deux régions. (Sur le dessin, les branches du 8 se croisent au niveau du dos de la main.)

Croisé du coude ou bandage de la saignée. — Bandage destiné à maintenir un pansement sur la face antérieure du coude, après la saignée.

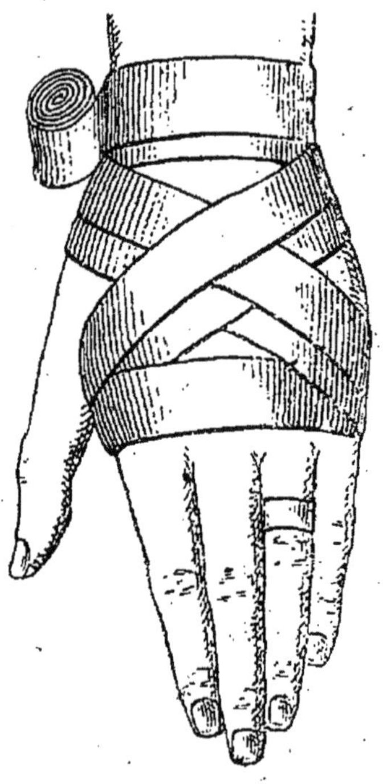

Fig. 14.
Croisé du poignet et de la main.

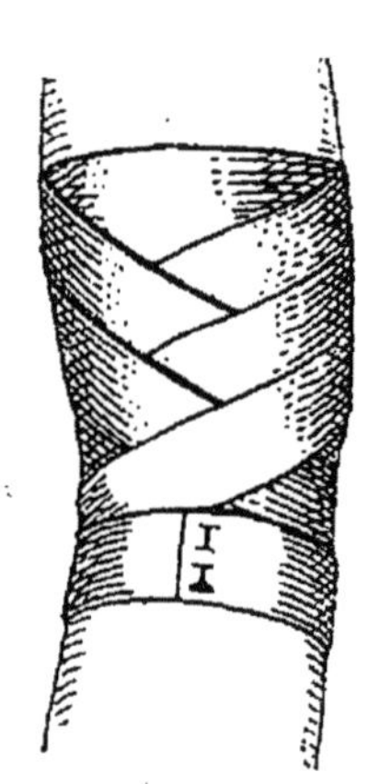

Fig. 15.
Croisé du coude.

C'est encore un 8 dont les boucles embrassent, l'une le haut de l'avant-bras, l'autre la base du bras, et dont les branches se croisent sur le pli du coude. Avant d'appliquer ce bandage, il faut fléchir légèrement l'avant-bras sur le bras. Faire deux circulaires autour de l'avant-bras, poser une des branches du 8 de bas en haut, entourer le bras d'un circulaire, poser la branche de descente du 8 et regagner ainsi l'avant-bras. Placer ainsi trois jets de bande se recouvrant en forme d'épi.

Spiral du membre supérieur. — Bandage destiné à envelopper le membre supérieur dans toute sa longueur.

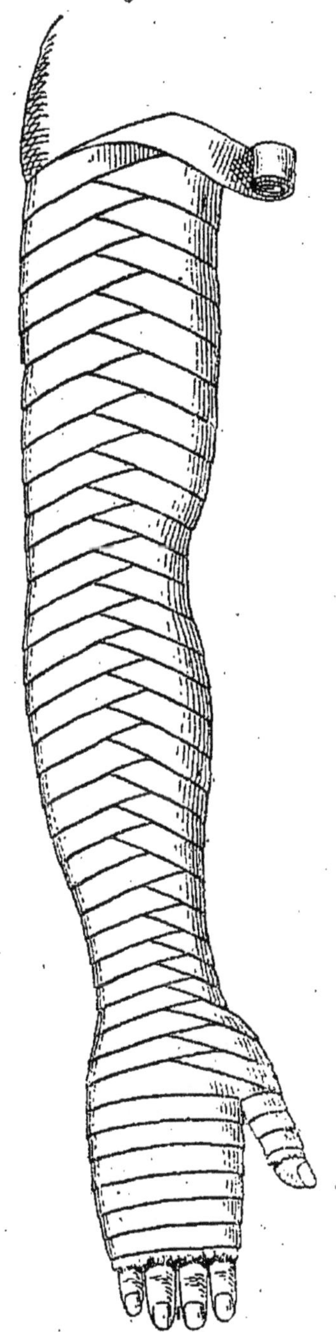

Fig. 16.
Spiral du membre supérieur.

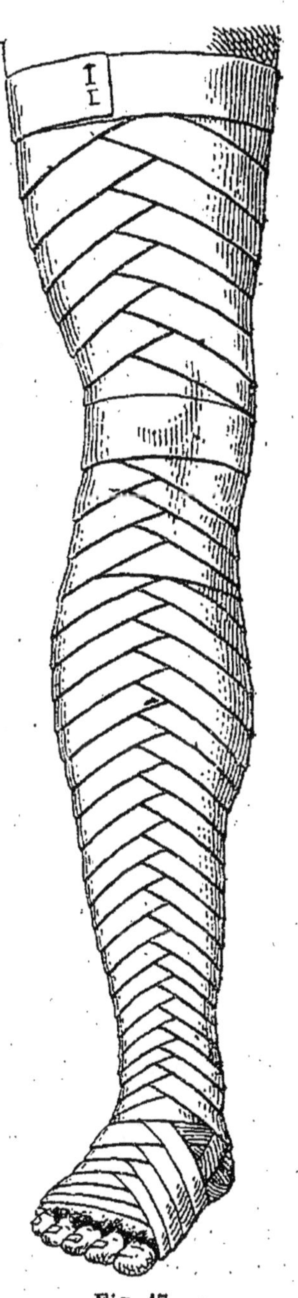

Fig. 17.
Spiral du membre inférieur.

Isolez d'abord les doigts les uns des autres au moyen de lamelles de coton hydrophile (précaution destinée à empêcher une compression douloureuse et la formation d'excoriations). Appliquez sur les quatre derniers doigts (le pouce n'étant pas compris dans le bandage), en commençant par leurs extrémités, un bandage roulé qui enveloppera successivement la main, le poignet, le coude et le bras jusqu'à l'aisselle. Les renversés utiles seront pratiqués.

S'il était nécessaire de recouvrir aussi le pouce, on compléterait après coup ce spiral par un spica du pouce. Le chef initial, situé à l'extrémité des doigts, doit être soigneusement caché par les premiers tours de bande, car une traction exercée ultérieurement sur ce chef suffirait à provoquer la dislocation du bandage.

Membre inférieur.

Spica simple de l'aine. — Bandage destiné à maintenir un pansement dans la région de l'aine. Il faut une bande longue et large (7 cent.).

(Aine droite.) Faites deux circulaires de gauche à droite autour du bassin, descendez sur l'aine malade, passez entre la cuisse et les bourses, contournez la cuisse, croisez sur l'aine le premier jet de bande et revenez au point de départ en contournant le bassin. Superposez en épi plusieurs jets de bande semblables et terminez par un circulaire autour du bassin.

(Aine gauche.) Opérez de la même manière, avec cette seule différence que le jet de bande descendant contournera la cuisse en dehors et que le jet de bande montant passera entre la cuisse et le scrotum.

Spica double de l'aine. — Le bandage doit recouvrir les deux aines. On place alternativement un jet de bande sur chacune des aines :

1° Circulaires autour du bassin;

2° Jet sur l'aine droite : descendre sur l'aine, passer entre les bourses et la cuisse, contourner celle-ci, croiser sur l'aine la bande déjà posée et rejoindre le bassin ;

3° Jet sur l'aine gauche : descendre sur l'aine en passant au-dessus de la verge, contourner la cuisse en dehors, remonter entre les bourses et la cuisse, croiser sur l'aine la bande déjà posée et rejoindre le bassin. Exécuter plusieurs jets semblables et fixer le chef terminal au niveau du bassin.

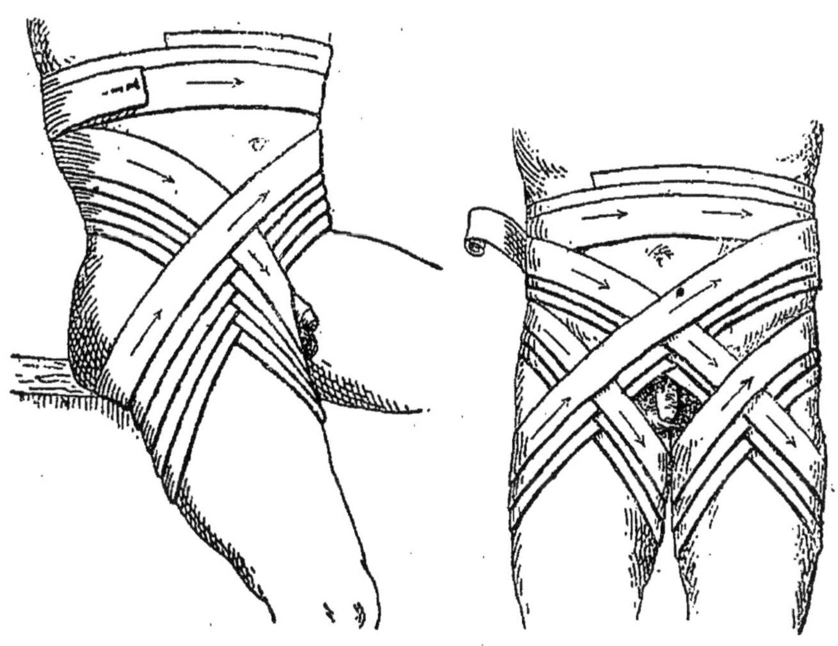

Fig. 18.
Spica de l'aine (simple).

Eig. 19.
Spica de l'aine (double).

Croisé du cou-de-pied. — Bandage destiné à maintenir des pansements sur la région du cou-de-pied. Il affecte la disposition d'un 8 dont une boucle embrasse le bas de la jambe, et l'autre boucle la plante du pied, les bandes se croisant au-devant du cou-de-pied. La boucle qui étreint la plante du pied lui a fait donner aussi le nom d'*étrier*.

Faites deux circulaires autour du bas de la jambe, descendez obliquement sur le dos du pied, passez sous la plante et faites un circulaire étreignant le pied. Revenez sur le dos du pied, croisez le premier jet oblique et regagnez la jambe pour recommencer plusieurs jets de bande semblables.

Croisé du genou. — Bandage destiné à maintenir les pansements du creux poplité. Il affecte également la disposition d'un 8, dont les branches se croisent sur le creux poplité et dont les boucles étreignent le bas de la cuisse et le haut de la jambe.

Circulaire au-dessous du genou. Jet de bande ascendant et oblique sur le creux poplité. Circulaire au-dessus du genou. Jet de bande descendant et oblique sur le creux poplité. Faire plusieurs jets de bande semblables.

Spiral du membre inférieur. — Bandage destiné à recouvrir le membre inférieur, depuis les orteils jusqu'au pli de l'aine.

Ce bandage présente une difficulté spéciale, au moment où il est nécessaire de recouvrir le talon. Débutez par deux circulaires au niveau de la racine des orteils, et commencez le spiral ascendant sur le pied (avec des renversés s'il est nécessaire), jusqu'au niveau du cou-de-pied. Là se présente la difficulté, recouvrir le talon.

Posez un premier jet circulaire étreignant le cou-de-pied au niveau de la pointe du talon. Les bords supérieur et inférieur de ce jet forment des godets. Cachez ces godets par deux autres jets circulaires, l'un supérieur, l'autre inférieur, qui recouvrent chacun les deux tiers du jet primitif. Ces trois circulaires se superposent sur la face antérieure du cou-de-pied et recouvrent en arrière le talon. Il s'agit maintenant de les fixer pour les empêcher de glisser; cette fixation est obtenue au moyen d'un 8 très allongé, dont les boucles étreignent les faces latérales du talon, au-dessous des chevilles, et dont les branches se croisent en avant du cou-de-pied. La bande se trouve en avant, sur le cou-de-pied, et chemine de gauche à droite :

1° Boucle interne : passez au-dessus de la cheville

interne, puis derrière la jambe, et de là conduisez obliquement votre bande vers la plante du pied, en étreignant avec ce jet oblique la face externe du talon; traversez sous la plante et revenez devant le cou-de-pied;

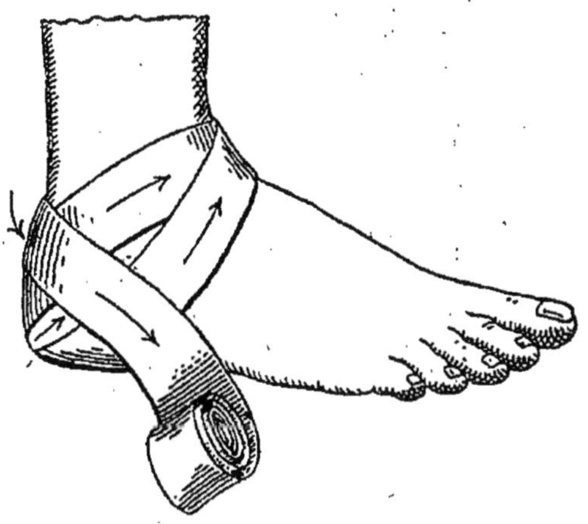

Fig. 20. — Comment on recouvre le talon.

2° Boucle externe : passez au-dessus de la cheville externe, puis derrière la jambe, et de là, passant obliquement sur la face interne du talon, gagnez la plante du pied que vous traversez pour rejoindre le devant du cou-de-pied.

Vous n'avez plus qu'à continuer votre spiral ascendant le long du mollet, puis du genou, etc.

BANDAGES PRÉPARÉS

Les bandes ne constituent pas les seuls agents des bandages. On utilise aussi des pièces de linge préparées d'avance et dont la forme varie avec le rôle qu'on leur destine.

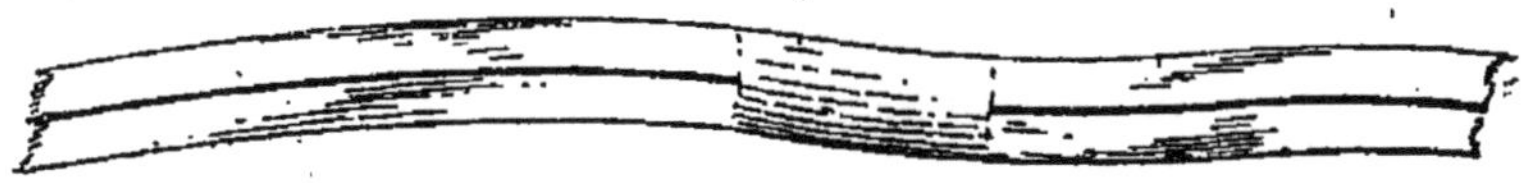

Fig. 21. — Fronde préparée.

Fronde du menton. — C'est une bande en toile

(ou en gaze), longue de 120 centimètres et large de 10, dont on a fendu les extrémités suivant leur axe, de façon à ne laisser au plein qu'un travers de main de longueur.

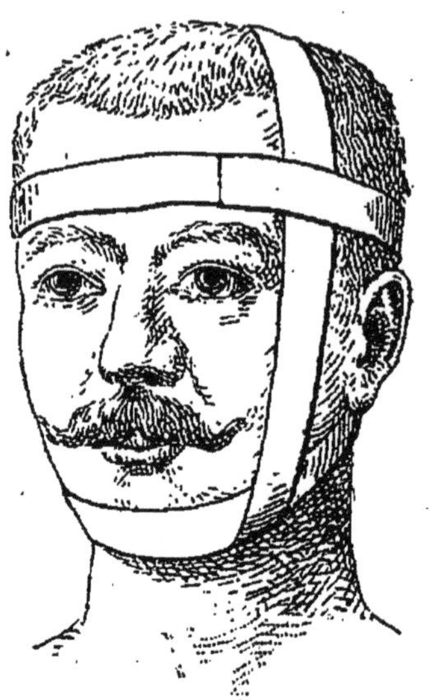

Fig. 22. Fronde appliquée.

Ce bandage est employé à maintenir un pansement sur le menton. Appliquez le plein du bandage sur la pointe du menton, son bord supérieur affleurant la lèvre inférieure. Portez les deux chefs supérieurs vers la nuque en passant sous les oreilles, et confiez-les à un aide. Appliquez bien le bandage sur le pansement, relevez les chefs inférieurs qui se trouvent sous le menton, faites-les passer devant les oreilles et nouez-les sur le sommet de la tête, le plus en arrière possible. Reprenez les deux chefs que tient l'aide, croisez-les au niveau de la nuque et ramenez-les en avant pour les fixer sur le front. Fixez également (avec deux épingles) les points de croisement des chefs au niveau des tempes.

Triangle de la tête. — Ce bandage est une pièce de linge (simple ou double), de forme triangulaire et assez longue pour faire deux fois le tour de la tête. Il est destiné à fixer les pansements sur le crâne.

Appliquez le grand bord du bandage sur le front, le plein recouvrant le crâne et la pointe pendant derrière la nuque. Portez les deux extrémités vers les tempes, croisez-les sur la nuque, en passant au-dessus de la pointe, et ramenez-les sur le front, où vous les fixez avec des épingles. Saisissez la pointe, tirez légèrement dessus pour bien tendre le plein du bandage, ramenez-la en avant et fixez-la avec une ou plusieurs épingles.

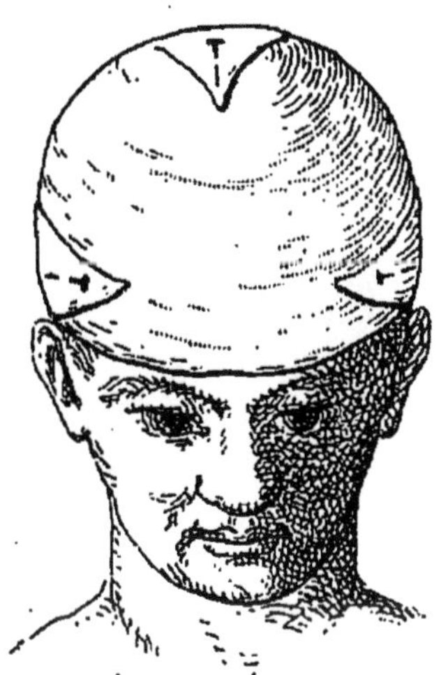

Fig. 23. — Triangle de la tête.

Bandage de corps. — Pièce de linge formée de deux doubles de toile, large de 20 centimètres et assez longue pour faire une fois et demie le tour du corps. Au milieu de son bord supérieur est cousu un fragment de bande (ou de ruban de fil), dont les chefs formeront les bretelles. Ce bandage sert à maintenir les pansements sur la poitrine.

Placez le point d'attache des bretelles au milieu du dos (ce point d'attache indique le bord supérieur du bandage) ; faites passer les deux extrémités du bandage sous les bras ; amenez-les sur le devant de la poitrine, et, après les avoir superposés, fixez-les avec quatre épingles. Faites passer les bretelles sur les épaules, et, après les avoir bien tendues, fixez-les en avant sur le bandage avec des épingles.

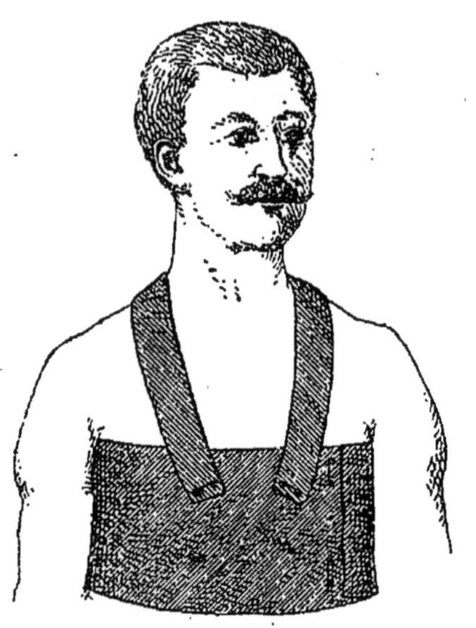

Fig. 24. — Bandage de corps.

Echarpes. — Les écharpes sont des pièces de toile (simples ou doubles), pliées en forme de triangle et destinées à soutenir le membre supérieur.

Echarpe ordinaire. — Le bras malade étant fléchi et appuyé contre la poitrine, glissez l'écharpe (tenue verticalement) entre la poitrine et l'avant-bras, de façon que son grand bord longe le sternum, que le chef supérieur passe sur l'épaule du côté malade, et que l'angle de l'écharpe se trouve à la hauteur du coude. Saisissez alors le chef inférieur qui pend le long du corps, ramenez-le au-devant de l'avant-bras et faites-le passer sur l'épaule saine. Nouez alors les deux chefs derrière le cou en tendant l'écharpe pour que le bras soit bien soutenu (le nœud doit être rejeté sur un des côtés du cou pour que le blessé n'en soit pas gêné). Saisissez enfin l'angle de l'écharpe qui se trouve à la

hauteur du coude, tendez-le, et, après l'avoir ramené
en avant, fixez-le sur la face antérieure du bandage
avec une épingle.

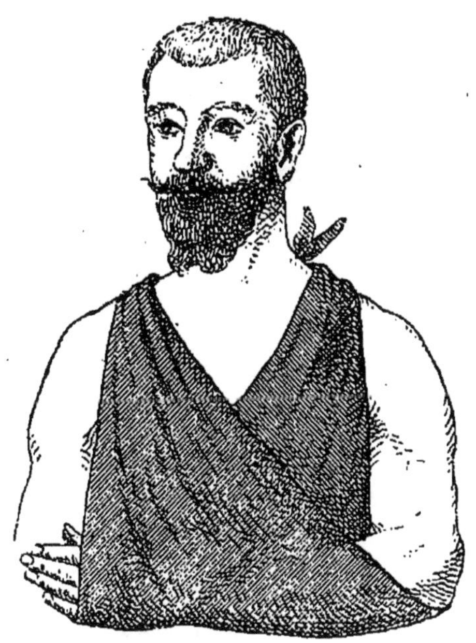

Fig. 25. — Écharpe ordinaire.

Grande écharpe triangulaire. — Cette écharpe doit
être assez longue pour faire le tour du corps et être
ensuite nouée. Son but est de mieux fixer le bras contre la poitrine que ne le fait l'écharpe ordinaire, mais
elle soutient moins bien.

Placez le grand côté de l'écharpe sous les seins (le
plein pendant au-devant du corps), et nouez ses extrémités sur le côté du thorax opposé au bras malade.
Fléchissez l'avant-bras et placez-le sur l'écharpe, au-
devant de la poitrine. Saisissez l'angle pendant de
l'écharpe, relevez-le par-dessus l'avant-bras, faites-le
passer sur l'épaule du côté malade, et fixez-le en
arrière à la portion horizontale du bandage, après
l'avoir allongé, s'il y a lieu, avec un bout de bande.

Cette écharpe ne prend aucun point d'appui sur l'épaule saine, c'est pour cette raison que le bras n'est pas très bien soutenu.

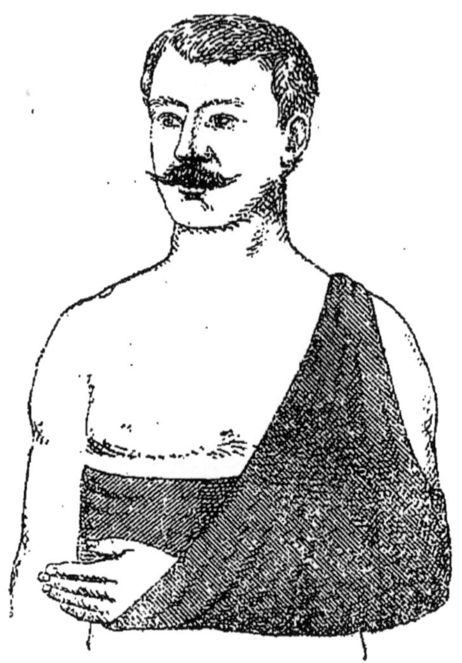

Fig. 26. — Grande écharpe triangulaire.

Echarpe de Mayor. — L'écharpe de Mayor est une grande écharpe triangulaire (double), aux angles de laquelle on a fixé deux bouts de bande (un par double d'étoffe), formant bretelles.

L'avant-bras, très fléchi, est placé devant la poitrine. Placez le grand bord de l'écharpe au niveau des seins, le plein de l'écharpe cachant l'avant-bras et pendant au-devant de lui, faites-lui accomplir le tour du corps et nouez-en les extrémités sur le côté sain du thorax. Saisissez les bretelles fixées aux angles de l'écharpe, repliez-les en arrière et faites-les passer entre l'avant-bras et la poitrine. Séparez-les alors, conduisez-les sur chacune des épaules, et, après avoir bien tendu le bandage, nouez leurs extrémités sur un des côtés du cou.

Cette écharpe, qui prend point d'appui sur les deux épaules, soutient très bien le bras ; de plus, elle l'empêche de s'écarter du corps.

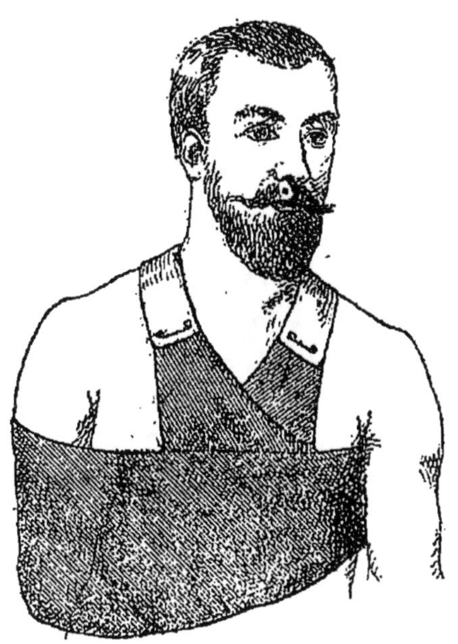

Fig. 27. — Écharpe de Mayor.

Echarpe quadrilatère. — C'est une pièce de toile à peu près carrée ayant pour dimensions 1 m. 20 sur 1 mètre.

Placez le grand côté de cette écharpe au niveau des seins et nouez-la autour du corps, fléchissez l'avant-bras malade et appuyez-le sur l'écharpe. Ramenez le plein de l'écharpe sur l'avant-bras et tendez-la bien. Faites passer un des angles libres sur l'épaule malade ; chiffonnez l'autre, faites-le passer sous l'aisselle saine, et nouez-le en arrière avec l'angle qui a passé sur l'épaule saine.

Comme nous l'avons dit, tous les nœuds des écharpes doivent être rejetés sur un des côtés du cou ou du thorax, pour que le malade puisse s'appuyer à un siège ou se coucher, sans que ses nœuds le gênent. De plus, il faut avoir soin, le nœud fait, d'interposer une lame de coton entre le nœud et la peau, pour protéger cette dernière.

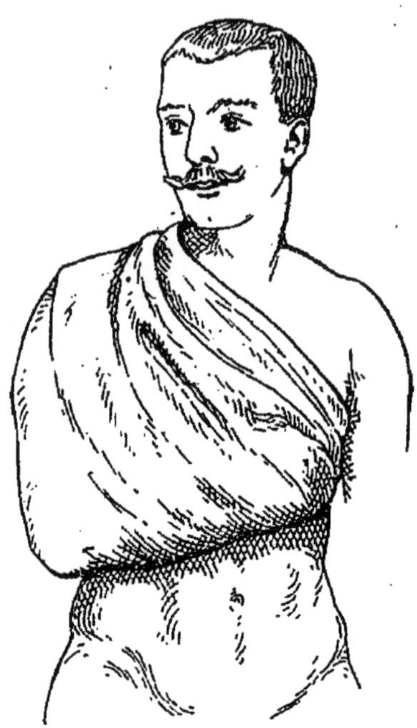

Fig. 28. — Écharpe quadrilatère.

Bandage carré. — Bandage destiné à maintenir les pansements sur les régions de forme arrondie, où les bandes seraient exposées à glisser : fesses, face antérieure du genou, mollet, etc. C'est une compresse carrée de 20 centimètres de côté sur les deux bords opposés de laquelle ont été cousus (par leur partie moyenne) deux bouts de bande de 1 m. 25 de longueur ; chacun des angles du bandage est, par suite, muni d'un fragment de bande de 50 centimètres.

Placez le plein du bandage sur le pansement (à la fesse, par exemple) ; enroulez autour du bassin et liez ensemble les deux chefs supérieurs ; enroulez les chefs inférieurs autour de la cuisse et liez-les ensemble.

Bandage triangulaire. — Bandage presque spécial aux pansements appliqués sur le pli de l'aine. Il se compose d'une compresse de forme triangulaire, la pointe étant dirigée en bas. Au bord supérieur se trouve cousu un bout de bande long de 1 m. 20, à l'angle inférieur un fragment de bande de 60 centimètres.

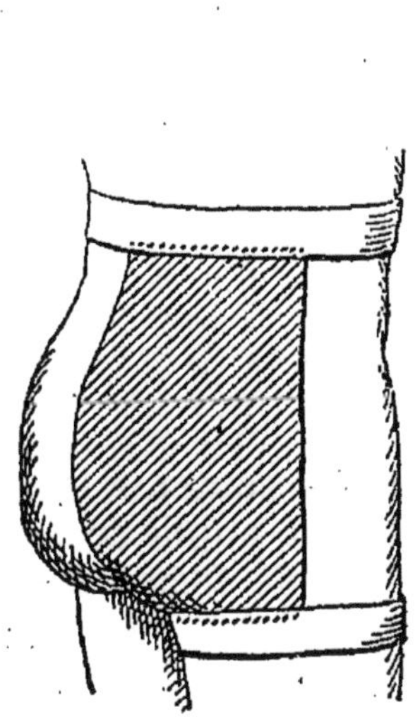

Fig. 29. — Bandage carre.

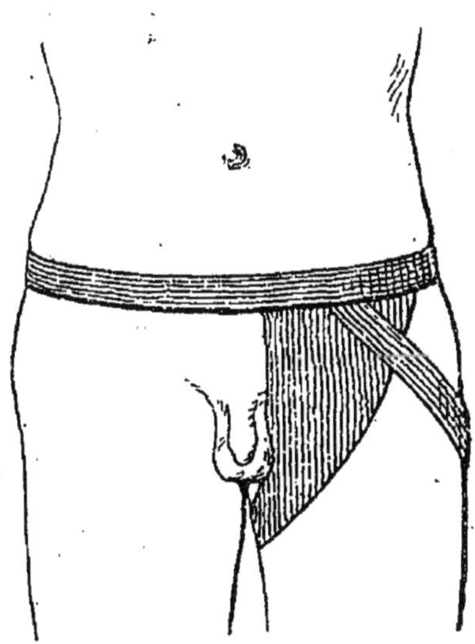

Fig. 30. — Bandage triangulaire.

Fixez la bande supérieure autour du bassin, le bord vertical du bandage appuyant contre les bourses ; enroulez autour de la cuisse la bande flottante, ramenez-la sur le bandage et fixez-la avec une épingle.

Bandage en T. — Ce bandage se compose de deux bouts de bande cousus à angle droit l'un avec l'autre et ayant par conséquent la forme d'un T. Il sert à fixer des pansements sur la région anale ou sur le périnée.

La bande supérieure la plus longue entoure en ceinture le bassin ; la bande inférieure passe soit entre les bourses et la cuisse, soit sous le pli de la fesse (pour maintenir un pansement dans l'une ou l'autre de ces régions) et revient se fixer avec une épingle sur la ceinture. Parfois même on fend la bande verticale en deux chefs, que l'on fait passer de chaque côté des bourses (pansements du périnée) et qui vont rejoindre la ceinture, l'un à droite, l'autre à gauche.

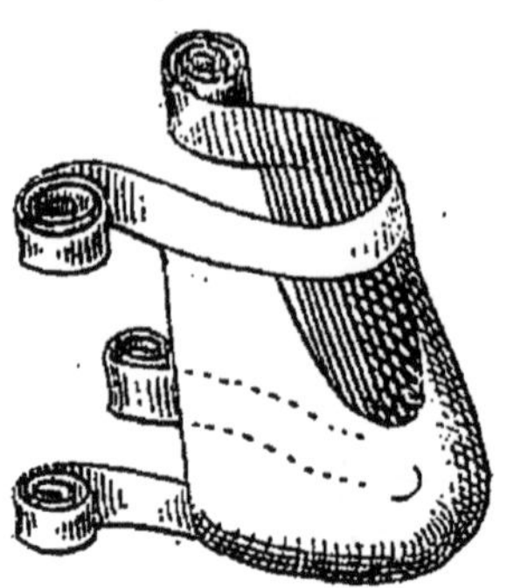

Fig. 31. — Suspensoir.

Suspensoir. — Bandage destiné à soutenir les testicules ou à maintenir un pansement appliqué sur les bourses. Il se compose d'un corps de forme arrondie (en toile ou en tissu de coton spécial) percé d'une ouverture pour le passage de la verge, d'une ceinture à boucle et de deux sous-cuisses.

Fixez la ceinture autour du bassin un peu au-dessus des parties ; engagez la verge dans l'orifice qui lui est réservé et coiffez les bourses avec le corps du bandage. Faites passer en arrière les sous-cuisses sur les plis fessiers, ramenez-les en avant et fixez-les avec des épingles sur la ceinture du bandage. Souvent les sous-cuisses sont munies de boutonnières et la ceinture de boutons pour éviter l'emploi d'épingles.

Nota. — Le linge à pansement préparé porte les marques particulières suivantes :

Bandage carré .... B. carré.
Bandage de corps.................. B. de corps.
Bandage en T...................... B. en T.
Bandage triangulaire.............. B. triang.
Echarpe quadrilatère.............. Ech. Q.
Echarpe triangulaire.............. Ech. T.

Bandages herniaires. — Ces bandages sont destinés à empêcher l'issue des hernies hors de l'abdomen. Le plus employé est le *bandage inguinal.* Il se compose d'une pelote compressive à laquelle fait suite une ceinture munie d'un ressort et d'un sous-cuisse pour le maintenir. Ce bandage a une disposition différente suivant que la hernie siège à droite ou à gauche ; il doit être bien adapté à la forme du corps ; sa pression ne doit pas gêner le malade et cependant être assez forte pour maintenir la hernie. Il faut en essayer plusieurs avant de trouver celui qui convient, et souvent il est nécessaire de modifier la longueur de la ceinture ou du sous-cuisse.

Les autres bandages herniaires sont : le *bandage inguinal double*, le *bandage crural* et le *bandage ombilical* d'un emploi bien moins fréquent.

Quel que soit le bandage, son application est chose délicate, et il faut avoir soin, avant de placer la pelote, de faire coucher le malade et de s'assurer que la hernie est rentrée. L'application de la pelote sur une hernie sortie peut, en effet, entraîner de graves accidents.

APPAREILS A FRACTURES

Les membres atteints de fractures doivent être immobilisés. Divers appareils peuvent être employés.

1° *Appareils à attelles.* — Les appareils à attelles s'emploient de préférence au moment de l'accident pour permettre le transport du blessé sans le faire souffrir. Les *attelles* sont des tuteurs aplatis, en bois ou en fil de fer, dont on entoure le membre fracturé. Leur longueur varie suivant le membre auquel elles sont destinées ; certaines sont articulées de façon à pouvoir, s'il est nécessaire, en doubler la longueur. Ces attelles ne sont pas placées à nu contre la peau ; des *coussins* longs et étroits, remplis de balle d'avoine, accompagnent toujours les attelles pour amortir et régulariser leur pression. Le membre est d'abord enveloppé de compresses ou de fragments de bandes ; contre ces linges on place les coussins, puis les attelles, et on maintient le tout au moyen de bandes ou mieux avec des liens à boucles dits *lacs*. Il faut trois ou quatre attelles disposées autour d'un membre fracturé pour le bien maintenir.

2° *Gouttières*. — Les gouttières sont des appareils rigides ayant la forme des membres auxquels elles sont destinées, et dont elles embrassent la circonférence inférieure. Elles sont en toile métallique ou en zinc. Les gouttières en zinc ont l'avantage de pouvoir être fabriquées instantanément par découpage dans une feuille de zinc, mais les plus employées sont les gouttières en toile métallique. Chaque membre possède sa gouttière spéciale, différente pour le côté droit et pour le côté gauche. Il doit donc y avoir dans un service de chirurgie des gouttières pour les quatre membres et de plusieurs tailles. Les gouttières donnent une immobilisation meilleure et plus facile à supporter que les appareils à attelles ; on les emploie, non seulement pour les fractures, mais aussi pour les lésions des articulations.

Avant d'appliquer une gouttière, il est indispensable de la matelasser afin d'éviter au membre blessé le contact désagréable du métal. Pour les gouttières de petites dimensions (jambe, membre supérieur), on étale à leur surface une couche assez épaisse de coton à rembourrage que l'on recouvre de compresses ou de tissu imperméable souple.

Pour les grandes gouttières (cuisse et jambe), le plus simple est de les garnir avec des draps d'alèzes repliés plusieurs fois sur eux-mêmes. Des lacs à boucles fixent ensuite la gouttière sur le membre et on la cale avec des coussins de sable pour empêcher les déplacements latéraux.

Lorsqu'on doit pratiquer des applications humides sur un membre placé dans une gouttière, il faut avoir soin d'interposer une lame de tissu imperméable entre le membre et le rembourrage, pour que celui-ci ne s'imprègne pas de liquide.

La *gouttière de Bonnet* est une immense gouttière très matelassée, qui embrasse les membres inférieurs et le tronc tout entier. Cette gouttière munie d'anneaux et de mouffles peut être soulevée au-dessus du lit ; une ouverture pratiquée au niveau de l'anus permet au malade de faire ses besoins dans un vase que l'on glisse sous la gouttière.

3° *Appareils plâtrés.* — Ce sont des gouttières moulées sur les membres au moyen de gaze apprêtée qu'on a imbibée de bouillie de plâtre. Quatorze épaisseurs de gaze sont nécessaires ; la forme du patron à découper dans la gaze varie avec chaque membre. Le plâtre à employer est le plâtre à mouler dit *plâtre de Paris* que l'on conserve en boîte ou en flacon à l'abri de l'humidité. Avant de s'en servir, il est même prudent de le placer pendant une demi-heure dans l'étuve sèche ou dans le four de la cuisine pour assurer sa dessiccation.

Les objets à préparer en vue de la fabrication d'un appareil plâtré sont : de la gaze apprêtée en pièce, du fil et une aiguille, des ciseaux, du plâtre, de l'eau froide, une cuvette et deux verres pour mesurer l'eau et le plâtre, enfin des bandes en toile pour fixer l'appareil.

4° *Appareils silicatés.* — Ces appareils sont des bandages roulés pratiqués avec des bandes de gaze apprêtée que l'on a préalablement trempées dans le *silicate de potasse*. Ces bandes durcissent en séchant et forment autour du membre une sorte de cuirasse résistante ; suivant le degré de résistance que l'on veut obtenir, on augmente le nombre des tours de bandes. Une couche d'ouate doit toujours protéger la peau contre le contact irritant du silicate.

5° *Appareils en carton.* — Le carton préalablement ramolli dans l'eau tiède se prête au modelage et permet de confectionner des appareils contentifs. On trace le patron sur une feuille de carton, on le découpe avec des cisailles et, après l'avoir trempé dans l'eau tiède, on le moule sur la partie à immobiliser.

12° RÔLE DE L'INFIRMIER

DANS LES DIVERSES SALLES

J. Salles de fiévreux. Thermométrie.

Un des traits caractéristiques des salles de fiévreux, c'est le rôle important qu'y joue la thermométrie. Le thermomètre est un instrument destiné à mesurer la température. Il est en verre, composé d'un récipient que surmonte un tube gradué dans lequel s'élève et s'abaisse une colonne de mercure ou d'alcool coloré. La graduation est telle que le zéro correspond à la température de la glace fondante et le centième degré à celle de l'eau bouillante.

Il existe deux espèces de thermomètres.

Le *thermomètre de salle* (à alcool), incrusté dans une planchette que l'on suspend au mur, indique quelle est la température ambiante. Il doit marquer au moins 14 degrés et sert à régler le chauffage. Le *thermomètre médical* (à mercure) est destiné à mesurer la température des malades. La température d'un homme valide, prise à la surface de son corps, est d'environ 37 degrés. Sous l'influence de la fièvre, cette température peut atteindre 40 degrés et même davantage ; dans d'autres circonstances, elle peut s'abaisser à 36 degrés et même au-dessous. En raison de la précision que cette mesure exige, les thermomètres médicaux sont gradués en dixièmes de degré. On énonce la température en indiquant le nombre de degrés suivi du nombre de dixièmes de degré en sus. Le degré 37, qui sert de point de repère, est toujours marqué en rouge sur le thermomètre.

Les thermomètres ne sont pas tous d'une exactitude absolue, aussi sont-ils toujours vérifiés avant d'être mis en service.

Une bande de papier collée à la partie supérieure de la tige porte, précédé du signe + ou —, le nombre de dixièmes de degré qu'il faut, soit ajouter, soit retrancher de l'indication du thermomètre, pour avoir la température exacte. L'infirmier doit tenir compte de cette correction.

Il existe deux sortes de thermomètres médicaux : le *thermomètre ordinaire* dont la colonne s'abaisse dès que l'instrument n'est plus en contact avec le corps du malade, et le *thermomètre à maxima* qui, au contraire, conserve, même après retrait, la température maxima qu'il a atteinte. Ce dernier est d'un emploi plus commode ; mais il est indispensable, avant de s'en servir, de faire redescendre la colonne de mercure, en imprimant à l'instrument une série de petites secousses.

On prend d'ordinaire la température dans l'aisselle. La chemise et le gilet de flanelle sont déboutonnés et ouverts, le bras est écarté du corps et l'aisselle mise à nu. Celle-ci est essuyée avec une compresse pour la débarrasser de la sueur, et la boule du thermomètre est placée bien au centre de l'aisselle contre la peau, la tige de l'instrument dirigée en avant et en haut. Le bras est alors rapproché du corps enfermant le thermomètre entre les deux parois de l'aisselle sans aucune interposition de linge. Le coude est replié sur le devant de la poitrine et calé par un repli des couvertures ; le malade peut même de sa main libre fixer ce coude et l'empêcher de bouger. Lorsque le malade est agité, l'infirmier doit maintenir lui-même le bras et le thermomètre. Il faut attendre dix minutes avant de lire l'indication du thermomètre. Si l'on emploie un thermomètre ordinaire, il faut lire la température sur place, sans toucher à l'instrument ; si l'on se sert au contraire d'un thermomètre à maxima, on peut prendre l'instrument à la main pour lire plus facilement la température.

Il est parfois prescrit de prendre la température, non plus dans l'aisselle, mais dans le rectum. Dans ce cas, la boule du thermomètre, préalablement vaselinée, est introduite dans l'anus, la tige seule restant au dehors. Dix minutes d'attente sont toujours nécessaires. La température rectale est d'un degré plus élevée que celle de l'aisselle; elle est donc de 38 degrés à l'état normal. Le thermomètre doit être soigneusement lavé après chaque opération.

La température des malades est prise en général deux fois par jour : le matin avant la visite et l'après-midi entre trois et quatre heures. Les températures d'un même malade sont inscrites sur une feuille dite *feuille des températures*. Divisée en colonnes verticales et horizontales, elle permet l'inscription des températures journalières ; on marque d'un point noir chacune de ces températures et en reliant les points par des traits on obtient une ligne brisée qui est la *courbe des températures*. Chaque malade a sa feuille particulière qui porte son nom, le numéro de son lit et diverses indications ; les feuilles d'une même salle sont réunies en fascicule.

L'importance de la température est relative, variant avec la maladie qui l'occasionne ; toutefois l'infirmier ne doit pas ignorer que 35 degrés dans l'aisselle indique un refroidissement inquiétant, comme 41 degrés est une température dangereuse. En présence de ces indications extrêmes, il doit en aviser sans retard le médecin de garde. Toutes les fois qu'une température prise ne cadre pas avec celle de la veille ou du matin, il faut, avant de l'inscrire, la vérifier, c'est-à-dire la prendre une seconde fois.

Un thermomètre ne permettant pas de prendre plus de cinq températures à l'heure, il faut en avoir plusieurs afin de prendre plusieurs températures à la fois. Ces thermomètres, une serviette à auscultation, un abaisse-langue, un stéthoscope, un ruban métrique et une seringue de Pravaz constituent tout l'arsenal d'un service de fiévreux. Il trouve place dans une simple boîte en bois. La serviette à auscultation est une serviette sur une des faces de laquelle on a fixé un bout de ruban coloré ; ce ruban indique la face sur laquelle le médecin appuiera son visage pendant l'auscultation.

II. Salles de blessés. — Appareil à pansements.

L'appareil à pansements est l'âme d'un service de

blessés, car il contient tous les objets nécessaires au pansement des malades. C'est une sorte de table à trois étages, montée sur roues, qui circule de lit en lit suivant les besoins. Elle doit être ripolinée en couleur claire ; les souillures deviennent ainsi très apparentes et on peut les faire disparaître à mesure qu'elles se produisent. L'étage inférieur est affecté aux objets lourds : cuvette et pot à eau pour le lavage des mains, seaux pour recueillir les liquides, etc. L'étage moyen est consacré aux boîtes métalliques qui contiennent les objets de pansement : cotons divers, gaze, tissu imperméable, bandes et bandages. L'étage supérieur reçoit les instruments, les solutions antiseptiques, les drains, poudres et menus objets d'usage courant.

Les instruments se réduisent à : un ou deux bistouris, une paire de ciseaux, une pince, une sonde cannelée et un stylet. Ils sont renfermés soit dans une boîte métallique plate à couvercle, soit dans une cuvette à pansements recouverte d'une plaque de verre; ils reposent sur une couche de coton hydrophile. Les poudres destinées aux pansements sont contenues soit dans des flacons obturés par un parchemin percé de trous et faisant office de poudriers, soit dans les insufflateurs (le plus simple de ces insufflateurs est le soufflet à poudre insecticide en métal).

A l'un des angles de l'appareil est fixée une tringle en métal ou en bois qui supporte un bock laveur.

L'appareil doit toujours être irréprochablement tenu, tant au point de vue de la propreté des rayonnages et des boîtes que de l'asepsie des instruments et objets de pansement qui s'y trouvent.

Outre les soins communs à tous les malades, les blessés exigent quelques soins spéciaux qui résultent de leur qualité de blessés. Les mouvements et les heurts éveillant toujours des douleurs dans les membres blessés, il faut les éviter soigneusement et manier ces malades avec la plus grande précaution.

Lorsqu'un blessé est admis à l'hôpital, il est exceptionnel que sa blessure ne soit pas pansée ou sa fracture munie d'un appareil. Le rôle de l'infirmier doit se borner à une simple vérification. Tout pansement qui ne s'est pas déplacé pendant le transport et qui ne fait pas souffrir le malade doit être respecté. Si, au contraire, le sujet souffre, son pansement doit être visité et refait. Le pansement humide est dans ce cas celui auquel il faut donner la préférence, en le faisant précéder soit d'une irrigation antiseptique, soit d'un bain local tiède si la plaie loge à la main ou au pied. Les membres atteints de fracture ou de luxation doivent être placés dans la position que le malade indique comme la meilleure et calés avec des draps roulés ou des coussins ; un cerceau à fracture est placé au-dessus du membre blessé pour le soustraire à la pression des couvertures. Dans le cas exceptionnel où un membre fracturé ne serait maintenu par aucun appareil, le mieux est de le placer dans une gouttière. Si enfin le blessé, par suite de la fatigue du transport, était menacé de faiblesse, il faudrait lui faire prendre un cordial ou du thé chaud.

III. Salle d'opérations.

La salle d'opérations est le plus important des locaux d'un service de blessés. En principe, il doit exister deux salles d'opérations, l'une pour les opérations aseptiques, l'autre pour les opérations à effectuer sur des tissus infectés, chacune d'elles possédant un outillage distinct. Mais dans la pratique il faut le plus souvent se contenter d'une seule salle d'opérations, quitte à la désinfecter soigneusement après les opérations septiques.

Les murailles de la salle d'opérations doivent être peintes à l'huile et le plancher en être imperméable, afin de permettre les lavages à grande eau. Les stores et rideaux, véritables nids à poussière, doivent être proscrits. Les objets encombrants, tels que vitrines, armoires, appareils à stérilisation, sont relégués dans une pièce attenante à la salle d'opérations et dans laquelle se font les manipulations.

Le mobilier de la salle d'opérations est réduit au strict indispensable :

1º Une table d'opérations ;

2º Des petites tables mobiles pour recevoir les cuvettes à pansements ;

3º Des trépieds en fer pour les cuvettes à liquides ;

4º Un lavabo à eau chaude et à eau froide ;

5º Des tablettes fixées au mur supportant les récipients à solutions antiseptiques ;

6º Un poêle disposé de manière à pouvoir être chargé du dehors pour éviter les poussières.

Ce mobilier est soit en fer avec tablettes en cristal, soit en bois ripoliné. Dans les deux cas il doit être lavable.

La propreté d'une salle d'opérations doit toujours être irréprochable dans toutes ses parties. Périodiquement, avant et après toute opération, le plancher et les murailles doivent être lavés avec des éponges et des brosses ou même encore avec une lance d'eau jaillissante. Les vitrages doivent être tenus clairs et propres, condition essentielle d'un bon éclairage.

Des bocaux ou boîtes métalliques doivent contenir en permanence une réserve d'objets de pansement aseptisés ; ceci en vue des opérations urgentes qui peuvent devenir nécessaires. Pour la même raison les appareils d'éclairage seront toujours prêts à fonctionner.

Avant l'opération. — La salle d'opérations et les meubles sont lavés à fond à la première heure et le poêle est allumé pour obtenir une température de 18 à 20 degrés. Les couvertures, draps, sarraux et tabliers nécessaires sont portés à l'étuve à désinfection. Les instruments et objets de pansement, dont le chirurgien a donné la liste, sont aseptisés suivant le procédé prescrit ; tous ces objets sont laissés, jusqu'au moment de leur emploi, dans les boîtes et récipients où ils ont été stérilisés. On s'assure que les solutions antiseptiques sont en quantité suffisante. Le lavabo est garni d'eau chaude et froide ; les cuvettes sont flambées, le chloroforme, le masque et les accessoires préparés. Enfin les infirmiers procèdent à l'asepsie de leurs mains après avoir revêtu une veste et un tablier aseptisés.

Le malade est alors apporté, placé sur là table et attaché. Il est recouvert de draps et couvertures, sauf au niveau de la poitrine, qui reste découverte, et de la région à opérer. Celle-ci est rasée, aseptisée et entourée de linges stérilisés qui ne laissent libre que le champ opératoire ; enfin une large compresse est jetée sur le tout pour empêcher la chute des poussières.

Pendant l'opération. — L'infirmier se tient près de l'opérateur et de ses aides pour satisfaire à leurs demandes. Il approche d'eux les cuvettes et les antiseptiques, recueille les tampons et compresses salis et les jette dans un bassin. Si un instrument ou un tampon lui est demandé, il le saisit et le donne avec une pince. Lorsqu'il n'est pas occupé, il tient le pouls de l'opéré et en surveille les pulsations.

Après l'opération. — La salle est débarrassée aussitôt du linge sale et des objets usés. Les objets de pansement restés dans les cuvettes ne sont conservés que si l'opération a été aseptique, sinon ils doivent être jetés. Les instruments sont lavés, aseptisés et mis à sécher ; les cuvettes et seaux sont lavés et essuyés. Enfin la salle et les meubles sont lavés. Si les réserves de pansement et de solutions ont été épuisées, il faut les renouveler aussitôt pour qu'une opération urgente soit toujours possible.

IV. Salle de pansements.

Les grands pansements, susceptibles de souiller le plancher des salles, sont effectués dans une pièce spéciale dite « salle de pansements ». Ses murailles, son plancher et ses meubles doivent être lavables, comme ceux d'une salle d'opérations. Le mobilier se compose : d'armoires destinées aux réserves de pansements, aux gouttières, aux solutions antiseptiques ; d'un lit dont le matelas et l'oreiller sont recouverts de tissu imperméable ; de tables avec une ou deux chaises ; d'un fourneau à gaz et de quelques marmites pour l'ébullition de l'eau ou des pansements en dehors des heures de visite; c'est là aussi que l'infirmier pratique, lorsque les malades peuvent se lever, les irrigations de la gorge, du nez et des oreilles. La propreté de cette salle doit toujours être irréprochable.

V. Salle d'autopsie.

Comme la salle des morts à laquelle elle est contiguë, la salle des autopsies est généralement située à l'écart des pavillons des malades, au fond d'un jardin ou d'une cour. Aucun curieux ne doit y être admis. Son mobilier se réduit à une armoire et quelques tables, dont une table d'autopsie en marbre ou en zinc. Une prise d'eau permet les grands lavages. Cette salle doit être pourvue de cuvettes, d'éponges, de solutions antiseptiques et d'instruments uniquement affectés aux autopsies. Les médecins y revêtent des sarraux spéciaux, les infirmiers des vestes et des tabliers qu'ils n'emportent pas au dehors.

Lorsqu'une autopsie doit être pratiquée, le cadavre est placé sur la table et on lui retire son suaire. Un infirmier sert d'aide au médecin. Après l'autopsie, les organes extraits des cavités thoraciques ou abdominales sont remis en place, la peau est soigneusement recousue, les souillures du cadavre effacées, et le corps enveloppé de son suaire est reporté à la salle des morts. La salle doit, après chaque autopsie, être lavée à fond et aérée.

Toute piqûre ou coupure faite pendant une autopsie est susceptible de déterminer des accidents graves ; il faut donc avoir soin, en cas de blessure accidentelle, de faire *aussitôt* saigner longuement la plaie sous un filet d'eau, de la laver ensuite avec un antiseptique et enfin de l'obturer avec de la baudruche gommée ou du collodion. Toute écorchure ou crevasse existant sur les mains doit être, avant l'autopsie, recouverte d'une couche de collodion pour empêcher les liquides septiques du cadavre d'y pénétrer.

13° SOINS A DONNER
AUX
GRANDS MALADES

Nécessité de les isoler.

En raison des soins particuliers qu'exige leur état, du calme dont ils ont besoin, et aussi afin de soustraire, en cas de décès, l'agonie aux regards des camarades, il est indispensable d'isoler les grands malades dans des chambres ou cabinets spéciaux. Lorsque ces cabinets sont tous occupés, on pratique un isolement relatif dans la salle commune en entourant le lit du malade de paravents.

Nécessité de soins spéciaux.

A chaque grand malade isolé est affecté un infirmier qui, sous le nom de *planton permanent*, n'a pas d'autre fonction que de soigner ce malade. Ce service est généralement assuré par deux infirmiers qui se relèvent l'un l'autre toutes les six heures.

Un grand malade est presque toujours incapable de rien faire lui-même ; aussi son infirmier doit-il lui faire prendre ses aliments, ses boissons et ses médicaments suivant les indications du médecin traitant. Pour faire boire ces malades, on fait usage du verre ou mieux du biberon. On verse dans ce biberon un peu de tisane, froide ou chaude suivant le cas, puis soulevant, d'une main glissée sous l'oreiller, la tête du malade, l'infirmier approche de l'autre main le biberon de ses lèvres en soulevant le fond avec lenteur à mesure que le malade boit ; il lui repose ensuite doucement la tête sur le lit. Les potions sont données de la même façon ; la cuiller ne servant qu'à mesurer la quantité de potion à verser dans le biberon. Pour faire prendre des cachets, on se sert d'une cuiller ; le cachet est placé dans la cuiller préalablement remplie de tisane, et lorsque le cachet est suffisamment ramolli, on verse d'un mouvement rapide le contenu de la cuiller dans l'arrière-gorge du malade.

Les grands malades ont toujours la langue et les lèvres sèches ; l'infirmier doit fréquemment les leur humecter avec le liquide prescrit (solution aromatique ou acidulée), après avoir débarrassé ces organes des mucosités qui peuvent les recouvrir. Si ces malades crachent, il faut leur présenter le crachoir toutes les fois que la chose est nécessaire ; en outre, on doit avoir soin de jeter par-dessus la couverture un drap d'alèze sur lequel le malade puisse cracher, sans souiller le lit, lorsque le crachoir ne lui est pas présenté assez vite ; on change ce drap d'alèze dès qu'il est sali.

Il est important de s'assurer si le malade urine ; quand il n'a pas uriné depuis quelques heures, il faut lui présenter l'urinal, et si l'infirmier constate que le malade ne peut pas uriner, il doit en aviser le médecin traitant. L'infirmier doit surveiller de même la constipation ou la diarrhée des malades pour en rendre compte au moment de la visite et de la contre-visite. Les grands malades ne doivent jamais se lever pour aller au seau hygiénique, une syncope mortelle pouvant résulter de cet effort ; il faut donc toujours leur passer le vase plat lorsqu'ils ont besoin d'aller à la selle.

Quand des personnes de la famille sont autorisées à séjourner auprès d'un grand malade, l'infirmier ne doit ni se décharger sur elles de ses devoirs professionnels, ni se laisser influencer par leurs conseils. Tout en restant respectueux envers ces personnes, il ne doit rien changer aux consignes et aux ordres que lui a donnés le médecin traitant.

Changement de lit.

En raison de la facilité avec laquelle les grands malades souillent leur literie, il est très souvent nécessaire de les changer de lit ; aussi un cabinet d'isole-

t contient-il toujours deux lits placés l'un en face
autre et appuyés contre les murailles opposées de
èce. Lorsqu'il faut changer le malade de lit, l'infir-
appelle un de ses camarades pour l'aider et dis-
le lit vide comme il est dit plus haut, en ayant
de placer la tête de ce lit du côté des pieds du
cupé (tête-bêche). Le plus robuste des deux infir-
s saisit alors le malade, en lui passant un bras
les épaules et l'autre sous les cuisses, puis, se
rant en arrière, il le soulève du lit, pivote sur ses
s et se dirige à petits pas vers le lit vide, sur
el il dépose doucement le malade. Grâce à la dis-
ion contraire des têtes de lit, le malade se trouve
uite en place sans autre mouvement ni secousse.
lant cette opération, le second infirmier soutient
alade pour alléger le poids que porte son cama-
; si le malade se trouve avoir un membre blessé,
cond infirmier soutient ce membre, en lui évitant
heurts. Lorsque ses forces le lui permettent, le
de aide lui-même à son transport en passant ses
autour du cou de l'infirmier qui le porte. Toutes
ois qu'on change un malade de lit, on en profite
lui laver à l'eau tiède les fesses, les parties et le
des cuisses. Lorsque la peau de ces régions est
eu irritée, on la saupoudre, après le lavage, avec
poudre d'amidon.

Surveillance en cas de délire.

délire est fréquent chez les grands malades ; dans
s, l'infirmier doit mettre hors de leur portée les
ts avec lesquels ils pourraient se blesser et sur-
r soigneusement la fenêtre et la porte. Lorsque
nêtre n'est pas munie de barreaux, il faut en
amner l'espagnolette soit avec une chaîne et un
nas, soit avec un gros fil de fer fortement tordu
lui-même ; il est même prudent de rouler un
ble lourd (commode ou table) devant cette fenêtre.
orte doit toujours rester fermée, et si l'infirmier
ouve par hasard dans la nécessité de quitter la
bre, il doit fermer la porte en dehors. Mieux vaut,

en effet, enfermer un malade que de le laisser libre
de sortir et de gagner une fenêtre de corridor ou un
escalier. Lorsque le malade menace par son agitation
de tomber de son lit, il est de toute nécessité d'empêcher cette chute, mais il faut opérer sans violence.
On immobilise un malade en fixant ses mains, ses
pieds et son corps aux ferrures du lit ; des draps
roulés en forme de corde et auxquels on fait un nœud
coulant permettent facilement de fixer les mains et
les pieds ; quant au tronc, on l'immobilise au moyen
d'un drap plié en large cravate dont le milieu est jeté
sur la poitrine et dont les extrémités sont attachées
aux bords du lit. Ces liens en toile, doux et souples,
ne peuvent en aucun cas blesser le malade. Quant à
la camisole de force, elle ne doit être employée que
sur l'ordre du médecin de garde ou du médecin traitant.

Signes de l'agonie et de la mort.

Un bon infirmier doit connaître les symptômes qui
précèdent la mort et qui indiquent une aggravation
dans l'état du malade. Il ne doit jamais hésiter dans
ce cas à faire prévenir le médecin de garde ou le
médecin traitant ; mieux vaut déranger inutilement
un médecin que de le prévenir trop tard. Mais
pour si grande que soit son inquiétude, il doit se
garder de prononcer des paroles alarmantes, et il doit
recommander le silence aux personnes de la famille
s'il en est de présentes. Les malades, en apparence
indifférents à tout, ont parfois l'ouïe très fine, et ce
serait une cruauté que de leur faire connaître, par des
mots imprudents ou par des plaintes, quelle est la
gravité de leur état.

Parmi les signes de l'agonie, l'infirmier doit porter
son attention sur la respiration qui devient pénible,
saccadée et bruyante (râle), sur les battements du cœur
qui deviennent très faibles, sur la décoloration du
visage et des lèvres, sur le refroidissement des extrémités, enfin sur la perte de la connaissance. La mort
s'annonce par l'arrêt brusque de la respiration, par

la lividité du visage dont les traits deviennent rigides, par l'immobilité des paupières qui sont largement ouvertes et par la dilatation des pupilles.

Dès que la mort s'est produite, l'infirmier doit en aviser l'infirmier-major du service, et le médecin de garde vient constater le décès. Le lit et la chambre sont mis en ordre et on donne à toutes choses un aspect décent. Toutes ces opérations doivent se faire en silence et avec respect. Lorsque l'ordre en a été donné, le corps est transporté à la salle des morts.

14° ALIÉNÉS.

Les locaux d'un hôpital comprennent un ou plusieurs cabanons pour aliénés. Le cabanon est une pièce assez vaste pour contenir deux lits, dont les fenêtres, élevées au-dessus du plancher, sont garnies de barreaux et dont la porte est munie de verrous extérieurs et d'un judas pour la surveillance. Aucun objet dont il pourrait se faire une arme contre les autres ou contre lui-même ne doit être laissé à la disposition d'un aliéné ; le couteau, qu'on lui remet pendant ses repas seulement, doit être émoussé et à bout arrondi.

Un infirmier est généralement chargé de surveiller et d'observer l'aliéné ; il couche dans le cabanon pendant la nuit.

Lorsqu'un aliéné est pris de délire et qu'on ne peut le maintenir dans son lit par les moyens de douceur, il ne faut pas hésiter, aussi bien dans son propre intérêt que pour la sécurité du personnel, à lui appliquer la camisole de force.

Camisole de force. — C'est une veste en forte toile, se laçant sur le devant de la poitrine et dont les manches, qui emprisonnent les mains, se terminent chacune par une corde. Quatre bandes de toile, également terminées par des cordes (deux pour chaque cuisse) sont fixées à la partie inférieure de la veste, et deux brides, disposées au niveau de la poitrine, permettent le passage d'une dernière corde.

Cette camisole doit être mise avec soin, car en aucun cas elle ne doit être pour le malade une cause de souffrance ou de gêne pour la respiration.

Asseoir le malade sur son lit, lui passer la veste et lui lacer celle-ci sur le devant du corps. Croiser les bras sur la poitrine et attacher les cordes : celle du bras droit au montant de gauche de la tête du lit, celle du bras gauche au montant de droite. Enrouler autour de chaque membre inférieur, en les croisant alternativement en avant et en arrière, les deux bandes qui lui correspondent, et, au niveau du cou-de-pied, terminer par un lien en forme d'étrier. Croiser les cordes qui fixent les pieds ; attacher celles de droite au montant de gauche et celles de gauche au montant de droite du lit. Ces liens suffisent en général ; si cependant le malade menaçait de les briser, on les compléterait par une corde passant devant la poitrine dans les brides de la veste et attachées aux barres longitudinales du lit.

Avant de se servir d'une camisole de force, il faut en vérifier les coutures et la solidité ; une camisole que le malade peut briser donne une sécurité trompeuse plus dangereuse que l'absence de liens.

15° SOINS A DONNER

DANS LES CAS URGENTS

EN ATTENDANT L'ARRIVÉE DU MÉDECIN

Respiration artificielle. — La respiration artificielle est toujours une intervention urgente, tout infirmier doit donc être en état de la pratiquer. La respiration naturelle consiste en un mouvement de dilatation de la poitrine (inspiration), qui appelle l'air dans les poumons, suivi d'un mouvement de compression (expiration), qui chasse l'air hors de la poitrine ; ce double mouvement se reproduit seize fois par minute. La respiration artificielle a pour but de provoquer ce double mouvement chez un malade ne respirant plus de lui-même, et cela en utilisant les muscles qui relient les bras aux côtes. En portant les bras en haut, on tire sur ces muscles et par eux sur les côtes, ce qui dilate la poitrine ; en abaissant les bras, on remet les côtes en place et la poitrine s'affaisse. Tel est le principe de la respiration artificielle, en voici l'application.

Trois infirmiers sont nécessaires pour pratiquer la respiration artificielle. Le malade étant étendu nu sur une table ou sur un lit, deux infirmiers se placent, l'un à sa droite, l'autre à sa gauche, et chacun d'eux saisit le membre supérieur qui se trouve devant lui. D'une main, ils embrassent le milieu du bras, de l'autre l'avant-bras au-dessus du poignet, et pour agir avec plus d'aisance ils doivent entre-croiser leurs propres mains, la main qui tient le poignet croisant par-dessus celle qui tient le bras. La manœuvre exige deux temps :

1er *temps*. — Ecarter le bras du malade de son corps et le porter en haut en tirant vigoureusement jusqu'à ce que ce bras soit en contact avec la tête.

2e *temps*. — Abaisser le bras en fléchissant le coude, jusqu'à ce que le coude entre en contact avec la poitrine, et l'y appuyer fortement en comprimant la poitrine.

Les deux infirmiers doivent exécuter ces temps avec un ensemble parfait, à la vitesse d'un temps toutes les deux secondes. L'un d'eux doit en marquer le rythme, comme on marque celui du pas, en prononçant les mots : *un*, *deux*. Le troisième infirmier, placé du côté de la tête, doit, après avoir écarté les mâchoires du malade avec un coin de bois ou avec un bouchon, saisir sa langue avec une pince et exécuter des tractions rythmées de cet organe. Pendant le premier temps de la respiration, il attire la langue au dehors ; pendant le second temps, il la refoule dans la bouche.

Un seul infirmier peut à la rigueur pratiquer la respiration artificielle. Pour cela, le malade étant couché par terre, l'infirmier se met à genoux derrière sa tête et, saisissant un bras de chaque main, il exécute seul les mouvements alternatifs d'élévation et d'abaissement des bras. Bien entendu, il ne peut être question dans ce cas de tractions rythmées de la langue.

La respiration artificielle doit, s'il est besoin, être pratiquée sans découragement pendant plusieurs heures ; il faut donc pouvoir disposer de plusieurs équipes d'infirmiers qui se relèveront les uns les autres à mesure qu'ils seront fatigués.

Syncope. — La syncope est une sorte de *suspension de la vie* occasionnée par un brusque arrêt des battements du cœur. Elle se caractérise par de la pâleur de la face, des sueurs froides, des tintements d'oreilles et enfin par la perte de connaissance suivie de chute. Elle a pour cause le plus ordinairement une douleur physique intense ou une impression morale vive (vue du sang, frayeur, etc.). La perte de connaissance est due à l'anémie du cerveau qui cesse de recevoir du cœur la quantité de sang nécessaire à son fonctionnement ; il faut donc se garder de faire asseoir le malade en état de syncope, ce serait le plus sûr moyen de l'empêcher de revenir à lui. On doit l'étendre sur le sol, la tête basse, dégrafer son col et ouvrir largement ses habits, lui donner de l'air en ouvrant les croisées, lui flageller la face et le devant de la poitrine avec des compresses mouillées, enfin lui faire respirer de l'acide acétique ou de l'ammoniaque. Il est exceptionnel qu'une syncope résiste à ces moyens simples mais efficaces ; si cependant elle se prolongeait, il faudrait recourir à la respiration artificielle.

Asphyxie. — L'asphyxie ou arrêt brusque de la respiration reconnaît pour causes : soit que l'air cesse de pénétrer dans les poumons (corps étranger dans la gorge, strangulation), soit la présence dans l'atmosphère de gaz irrespirables provenant de poêles, calorifères, etc. Ses symptômes et son traitement sont très analogues à ceux de la syncope. Ouvrir la bouche du malade et fouiller la gorge du doigt pour en retirer, s'il y a lieu, le corps étranger (morceau de viande, quartier d'orange, dentier) ; visiter le cou et couper le lien qui peut s'y trouver ; retirer le malade de la pièce où a eu lieu l'accident ; le mettre dans un courant d'air et ouvrir largement ses habits ; lui flageller le visage et lui frictionner énergiquement le corps avec des compresses trempées dans de l'eau alcoolisée ou vinaigrée ; enfin pratiquer la respiration artificielle. Le malade revenu à lui, chauffer son lit et lui donner soit du café, soit une potion à l'alcool.

Noyade. — Les secours aux noyés doivent être donnés vite et avec persévérance. On a vu des noyés revenir à la vie après une heure de séjour dans l'eau. Déshabiller le noyé jusqu'à la ceinture en coupant ses vêtements ; l'étendre sur une table plutôt que sur un lit (c'est plus commode pour le traitement) ; écarter les mâchoires avec un morceau de bois ou le manche d'une cuiller ; attirer la langue au dehors en la saisissant entre le pouce et l'index garnis d'une compresse ; enfoncer l'index dans la gorge et en extraire la vase, les herbes ou les mucosités qui l'obstruent ; chatouiller la luette et les amygdales pour provoquer le vomissement ; visiter et désobstruer de même les narines ; enfin commencer la respiration artificielle et les tractions rythmées de la langue. Si l'on est en nombre suffisant, pratiquer en même temps sur toute la surface du corps d'énergiques frictions au gant de crin, des flagellations avec des linges imbibés d'alcool ou encore avec des orties ; appliquer le long du corps des cruchons remplis d'eau chaude et exciter la contractilité du cœur en appuyant sur la peau à son niveau un objet brûlant (marteau ou briques chauffés). Lorsque le noyé revient à la vie, cesser la respiration artificielle, bien assécher le corps, l'envelopper dans un peignoir de flanelle, le recouvrir de couvertures chaudes et administrer du café alcoolisé.

Brûlures. — Le traitement des brûlures n'est pas du ressort d'un infirmier ; mais, en attendant l'arrivée du médecin, il peut porter remède à la douleur qu'occasionnent les brûlures, douleur qui est une des plus intenses qu'on puisse éprouver. Quand une brûlure vient de se produire, il faut, lorsqu'elle siège sur une région couverte, enlever d'abord les vêtements avec précaution, en les coupant au besoin, afin de ne pas arracher l'épiderme soulevé par la brûlure ; puis étendre une lame de gaze à la surface des parties brûlées et les recouvrir de compresses trempées dans l'eau fraîche ou dans de l'eau légèrement phéniquée (1 p. 100). On doit renouveler ces compresses dès que la douleur reparaît. Un cataplasme de pulpe de pommes de terre crues râpées est aussi un excellent calmant de la douleur. Dans le cas où la brûlure siège à l'extrémité d'un membre, le plus simple est d'immerger cette extrémité (main ou pied) dans l'eau fraîche, le soulagement est immédiat.

Congélations. — L'action prolongée du froid sur une région et notamment sur les extrémités (nez, doigts, orteils) peut amener une gangrène circonscrite ; mais avant d'arriver à la mortification, ces parties passent par divers états, d'abord de congestion (rougeur et sensibilité), puis d'anémie (pâleur et insensibilité) pendant lesquelles un traitement approprié peut conjurer tout accident. Ce traitement consiste en frictions destinées à rétablir la circulation. Ces frictions doivent être pratiquées d'abord avec des objets froids (neige, compresses froides, etc.), et ce n'est que peu à peu qu'on doit en élever la température. Réchauffer brusquement une partie en voie de congélation, c'est le plus sûr moyen de provoquer la gangrène que l'on veut éviter. Pour la même raison on ne doit pas mettre dans une pièce chauffée un malade venant du dehors et atteint de congélation ; il faut d'abord le faire séjourner dans une pièce froide, où le réchauffement se produira d'une façon lente et progressive.

Coup de chaleur. — Il ne faut pas confondre le *coup de chaleur* avec le *coup de soleil*, irritation douloureuse mais sans gravité de la peau sous l'action prolongée des rayons solaires. Le coup de chaleur, dû à une élévation de la température du corps, est un accident sérieux qui se produit soit à la suite d'un séjour prolongé dans une pièce surchauffée ou sous la tente, soit à la suite d'une marche pénible par temps lourd et orageux, même sans soleil. Il entraîne la perte de connaissance et la chute, avec affaiblissement du cœur et ralentissement de la respiration ; les vêtements sont d'ordinaire trempés de sueur, le visage ou congestionné ou très pâle (la pâleur est plus grave), enfin des convulsions peuvent être observées. Il est bon de savoir que le coup de chaleur peut se produire après une marche en temps chaud, lorsqu'on est rentré au quartier depuis un quart d'heure et même plus ; ces coups de chaleur tardifs sont les plus graves.

Le traitement du coup de chaleur consiste à refroidir le corps du malade dont la température est trop élevée. Pour cela, le mettre à l'abri de la chaleur à l'ombre et dans un lieu frais ; le débarrasser de tous ses vêtements ; rétablir les fonctions de la peau, généralement suspendues, au moyen de frictions excitantes ; envelopper le malade d'un drap mouillé ; ne pas hésiter à l'arroser d'eau froide et même à le mettre dans un bain froid (en manœuvres, des insolés ont dû la vie à des ruisseaux d'eau courante dans lesquels on a pu les plonger). Contre les convulsions, le meilleur traitement est une injection hypodermique d'éther avec la seringue de Pravaz.

Epilepsie. — Une attaque d'épilepsie est constituée par une chute brusque avec perte de connaissance, suivie de convulsions (de 5 à 10 minutes de durée), auxquelles fait suite une période de stupeur plus ou moins prolongée ; le malade reprend alors peu à peu connaissance et s'endort. L'attaque d'épilepsie ne comporte aucune thérapeutique, on doit se borner à relever le malade, à le mettre sur son lit et à l'empêcher de se heurter aux murs et aux ferrures du lit pendant la période convulsive. Deux infirmiers sont nécessaires pour peu que le malade soit robuste. On ne doit le quitter que lorsqu'il a repris connaissance. Si le malade s'est blessé en tombant ou s'est mordu la langue, il faut, avant de le quitter, panser ses blessures et lui laver la bouche si elle saigne.

Foudre ou électricité. — La victime est généralement privée de connaissance, sa respiration est suspendue, son cœur a cessé de battre.

1er CAS. — *Tout contact a cessé entre le corps de la victime et le fil électrique* (c'est aussi le cas d'un homme frappé par la foudre).

Transporter la victime dans un local aéré, chasser les curieux en ne conservant auprès d'elle que les personnes utiles, la placer sur un lit ou sur une table, ouvrir ou couper ses vêtements et pratiquer *le plus rapidement possible* la respiration artificielle avec tractions rythmées de la langue.

2e CAS. — *Le fil électrique est encore en contact avec la victime.*

Il faut écarter ou couper le fil.

Pour écarter le fil, se servir (sous peine d'être soi-même foudroyé), d'un objet mauvais conducteur de l'électricité, c'est-à-dire en bois : canne, bâton, outil à manche de bois.

Pour couper le fil, il faut également se servir d'un outil à manche de bois (hache ou cisaille de jardinier), en opérant de part et d'autre de la victime à une certaine distance.

Si l'on ne dispose d'aucun objet et qu'il faille se servir des mains, il est indispensable d'envelopper celles-ci soit avec des gants de laine (mouffles), soit avec deux paires superposées de gants de coton. Faute de gants on retire sa veste, on la met sens devant derrière, et on enfile les mains à mi-longueur des manches ; c'est avec les mains ainsi recouvertes par l'étoffe des manches que l'on peut sans danger saisir le fil. Pendant ces diverses manœuvres il faut éviter que le fil ne touche les parties découvertes de la victime (visage et mains), car une nouvelle électrocution pourrait se produire.

S'il est plus facile de dégager la victime elle-même que le fil, on peut sans danger la saisir par ses vêtements ; mais s'il est nécessaire de toucher ses mains (pour ouvrir par exemple ses doigts crispés sur le fil), il est indispensable que le sauveteur enveloppe ses propres mains comme il vient d'être dit.

Le contact entre le fil et la victime une fois supprimé, celle-ci est traitée comme dans le premier cas.

Coliques. — Un malade peut être brusquement pris de *coliques*, c'est-à-dire de contractions douloureuses de l'intestin. Deux traitements inoffensifs sont à la disposition de l'infirmier ; il doit employer l'un ou l'autre suivant le cas. Si les coliques sont la conséquence d'un état de constipation : administrer un lavement d'eau tiède, lequel amène une débâcle et par suite la cessation des douleurs ; si le malade rendait son lavement sans expulser de matières, il y aurait lieu de lui en donner aussitôt un second semblable. Si les coliques sont au contraire la conséquence d'une irritation de l'intestin et s'accompagnent de diarrhée, appliquer sur l'abdomen du malade un large cataplasme de farine de lin très chaud. Rien ne s'oppose d'ailleurs à ce que l'on emploie successivement les deux traitements sur le même malade : lavement puis cataplasme.

Oppression. — Les accès soudains d'oppression sont fréquents, surtout chez les malades atteints d'affections pulmonaires ou cardiaques. Quelle que soit la cause de cette oppression, un moyen efficace autant qu'inoffensif de soulager le malade consiste à lui appliquer sur la poitrine, soit en avant, soit en arrière, six ou huit ventouses sèches. L'appel de sang produit par ces ventouses décongestionne les poumons et diminue l'oppression. On peut renouveler ces applications de ventouses plusieurs fois dans les vingt-quatre heures, en ayant soin de ne pas les placer aux mêmes points, pour ne pas endommager la peau.

Point de côté. — Le point de côté est une vive douleur qui survient brusquement en une région quelconque de la poitrine, s'accompagnant d'oppression et d'anxiété respiratoire. Pour mettre fin à cette douleur angoissante, on peut essayer d'abord un sinapisme appliqué sur le point douloureux ; s'il n'amène point de soulagement, on a recours à une application de ventouses sèches autour du point douloureux, et enfin à une ventouse scarifiée exactement placée sur le point où le malade accuse de la douleur. Dans certains cas où la douleur est excessive, seule une injection hypodermique de morphine est capable de soulager le malade, mais c'est une ressource ultime dont il ne faut pas abuser.

Hémorragies médicales. — Les hémorragies dites *médicales* sont celles qui se produisent dans les divers organes (fosses nasales, poumon, estomac) par suite de la rupture d'un vaisseau sanguin, rupture occasionnée par une maladie de ces organes.

Epistaxis. — L'épistaxis ou saignement de nez est l'écoulement par une des narines (quelquefois par les deux) d'un filet de sang dû à une éraillure de la muqueuse des fosses nasales. Un choc violent sur le nez peut déterminer cette déchirure, mais le plus souvent elle est due à l'inflammation préalable de la muqueuse. Certaines de ces épistaxis sont si abondantes et si difficiles à arrêter, qu'il faut pratiquer le tamponnement des fosses nasales, c'est-à-dire obturer les narines en avant et en arrière ; mais avant de recourir à cette opération, il est des moyens plus simples à mettre en pratique. Donner au malade une cuvette remplie d'eau chaude légèrement vinaigrée et l'engager à renifler fortement de cette eau, portée au nez dans le creux de la main, de façon à la faire pénétrer jusqu'au fond des narines. Si ce moyen ne réussit pas, pratiquer alors une irrigation des fosses nasales avec de l'eau boriquée froide. Si l'hémorragie persiste, ne pas hésiter à prévenir le médecin.

Hémoptysie et hématémèse. — Ces deux accidents, très différents comme origine, sont généralement confondus sous le nom de vomissements de sang. Dans l'*hémoptysie*, le sang vient du poumon ; dans l'*hématémèse*, il provient de l'estomac. Dans le premier cas, le sang est plus rouge, il est aéré, son expulsion s'accompagne de toux ; dans le second cas, le sang est presque noir, souvent coagulé, il est expulsé par vomissement. Cependant, dans la pratique, la distinction est souvent difficile ; il est vrai que le traitement d'urgence est identique dans les deux cas. Rassurer d'abord le malade qu'un vomissement de sang effraye toujours ; lui recommander l'immobilité, et lui défendre de causer ; rafraîchir l'air autour de lui en ouvrant la croisée ou en l'éventant ; lui faire boire de petites gorgées d'eau froide ou mieux lui faire sucer de petits morceaux de glace.

Melœna. — On donne ce nom aux selles mélangées de sang. Lorsque les selles sont simplement sanguinolentes, elles ne nécessitent aucune intervention, mais si l'expulsion de sang par le rectum devient abondante, il faut intervenir. Le seul traitement d'urgence à mettre en pratique c'est l'application de glace sur l'abdomen.

Rétention d'urine. — Lorsque la rétention d'urine est occasionnée par une maladie de la vessie ou de l'urèthre, l'infirmier ne doit même pas songer à intervenir ; il doit se borner à prévenir le médecin de garde. Il n'en est pas de même dans le cas où une rétention d'urine vient à se produire chez un grand malade par suite d'atonie générale ; en l'absence de médecin et pour soulager le malade, un infirmier peut pratiquer le cathétérisme de la vessie, mais seulement avec une sonde molle *en caoutchouc rouge*, dite *de Nélaton.*

Prendre une sonde n° 18 ou 20, la faire bouillir, se bien laver les mains, enduire la sonde d'huile stérilisée, saisir la verge (à pleine main) de la main gauche, tenir la sonde de la main droite près de son extrémité

fermée (comme une plume à écrire), l'introduire dans
le méat urinaire et la faire glisser doucement et par
petites saccades le long de l'urèthre. Quand l'urine
s'écoule au dehors, c'est que la sonde a atteint la
vessie. Il faut, avant de sonder, mettre un imperméable sous les reins du malade et une cuvette sous
ses parties pour recueillir l'urine. La sonde se retire
en exerçant une traction continue sur son extrémité
ouverte.

Empoisonnements. — Les empoisonnements sont
volontaires (suicides) ou accidentels (erreurs). Lorsque
l'erreur, cause de l'empoisonnement, a été commise
par un infirmier, celui-ci ne doit pas essayer de la
dissimuler, dans l'espoir qu'aucun accident ne se produira ; cette façon d'agir n'aboutit qu'à une perte
déplorable de temps. Le seul moyen qui soit en son
pouvoir pour faire excuser sa faute, c'est de la déclarer
aussitôt et de faire le nécessaire pour la réparer.

Lorsqu'un empoisonnement a eu lieu, on ignore
presque toujours, au début du moins, quel est l'agent
de l'intoxication ; il faut donc suivre des indications
générales :

1º *Évacuer le poison*, s'il en est encore temps. Administrer à cet effet 1 gr. 50 de poudre d'ipéca et faire
boire beaucoup d'eau tiède. Chatouiller le fond de la
gorge avec les barbes d'une plume, afin de provoquer
le vomissement ;

2º *Administrer un des contrepoisons généraux :*
magnésie calcinée, eau albumineuse (blancs d'œufs
battus dans de l'eau), lait, huile d'olives, décoction
de quinquina ;

3º *Donner les soins que nécessite l'état du malade :*
le réchauffer s'il a froid, le surveiller s'il délire, lui
donner du café et de l'alcool s'il est affaissé, etc.

Lorsque le poison est connu, prendre à la pharmacie
dans l'*armoire aux contrepoisons*, laquelle est toujours
ouverte, le contrepoison correspondant et l'administrer comme il est indiqué sur le flacon.

Bien que les solutions toxiques soient colorées suivant leur composition en bleu, en vert ou en violet et que les flacons soient étiquetés de rouge, les infirmiers, *pour éviter toute erreur*, ne doivent donner à boire aux malades, en dehors des potions qui portent le numéro de leur lit, d'autres liquides que celui qu'ils peuvent prendre dans les pots à tisane, dans les cruches ou au robinet de distribution d'eau. Toute possibilité de méprise fâcheuse sera ainsi écartée.

16° MALADIES CONTAGIEUSES.

I. Contagion.

Les maladies *contagieuses* sont des maladies occasionnées par le développement dans le corps humain de germes ou microbes et par suite susceptibles de se transmettre par contact direct ou indirect. On les appelle aussi *épidémiques* parce qu'elles atteignent d'ordinaire un grand nombre de personnes à la fois. Les plus fréquentes dans l'armée sont : les fièvres éruptives (rougeole, scarlatine), les oreillons, la fièvre typhoïde, la dysenterie, la tuberculose, etc. Chaque maladie possède son germe particulier et chaque germe a ses préférences pour tel ou tel organe. Ces microbes, plus virulents que ceux qui infectent les plaies, ont toujours un malade pour origine ; ils peuvice même qu'elle se pratique. Le linge, à mesure qu'on du malade, par tout ce qui aura été en contact avec lui, y compris les êtres vivants (camarades, infirmiers, médecins).

Le contact est *direct* lorsque la maladie est transmise par le malade lui-même ou par ses sécrétions (crachats, matières fécales, écailles épidermiques) ; il est *indirect* lorsqu'il a lieu par l'intermédiaire du linge, des effets, des personnes non malades. On peut, en effet, être un agent de transport de ces germes sans être soi-même atteint de maladie, par l'intermédiaire des mains, de la barbe, des vêtements, etc.

II. Isolement.

Dans le but d'empêcher la transmission des maladies contagieuses aux autres malades, les contagieux sont traités dans des pavillons spéciaux éloignés des autres bâtiments. Lorsqu'on ne peut consacrer au service des contagieux qu'une aile ou partie de bâtiment, il faut que ce service possède son escalier particulier et qu'il n'ait aucune communication avec les autres services de l'établissement. En principe, chaque maladie contagieuse doit avoir son pavillon spécial ; si les ressources de l'hôpital ne permettent pas de satisfaire à cette obligation, il est de toute nécessité que le bâtiment réservé aux contagieux soit divisé en sections rigoureusement séparées les unes des autres et ayant chacune ses locaux accessoires, ses latrines et son escalier particulier, de manière à ne jamais mettre en contact les unes avec les autres des maladies différentes. L'isolement a donc deux buts : séparer les malades contagieux des autres malades, séparer les unes des autres les diverses maladies contagieuses. Cet isolement vise non seulement les locaux, mais aussi le matériel et le personnel.

III. Précautions que doit prendre le personnel.

Les médecins et infirmiers employés dans un service de contagieux sont exposés soit à contracter les maladies contagieuses, soit à en répandre les germes au dehors par l'intermédiaire de leurs vêtements et de leur personne. Ils doivent se prémunir contre ces deux dangers.

Les affections contagieuses récidivant rarement chez la même personne, on emploie de préférence, dans chaque section du service des contagieux, des infirmiers ayant été déjà atteints eux-mêmes de la maladie qu'ils sont appelés à soigner. Ils doivent de plus s'astreindre à une grande propreté de leurs vêtements et de leur personne, ne jamais prendre leurs repas sans s'être soigneusement lavé et désinfecté les mains, prendre fréquemment des bains, se laver tous les jours la barbe et les cheveux, se laver la bouche plusieurs fois par jour (surtout avant les repas) avec un gargarisme antiseptique. La cigarette roulée avec des mains sales peut même être un agent de contagion.

Le personnel infirmier du service des contagieux doit être spécial à ce service et ne pas concourir au service général de l'établissement. Il prend ses repas et couche dans le bâtiment des contagieux, dont il ne doit jamais sortir. Les aliments et les médicaments sont apportés par le service général jusqu'à la porte du pavillon des contagieux, où ils sont livrés aux infirmiers de ce service avec le minimum possible de contacts. Lorsque les infirmiers quittent le service spécial des contagieux, ils doivent prendre un bain, où ils se savonnent longuement, et changer de vêtements pour ne point apporter de germes à leurs camarades et aux malades de leur nouveau service.

Le médecin qui est forcément unique pour tout le service des contagieux doit revêtir un sarrau spécial quand il pénètre dans chaque section (ce sarrau est ordinairement suspendu à un clou auprès de la porte) et procéder à un lavage soigneux de ses mains.

Aucun visiteur (sauf autorisation du médecin chef) n'est admis à pénétrer dans le service des contagieux. Lorsqu'il est autorisé à le faire, il doit, avant d'entrer, recouvrir ses vêtements d'un sarrau et se laver les mains et le visage en sortant.

IV. Désinfection.

La désinfection n'est qu'une forme de l'asepsie, car son but est également de détruire les germes morbides partout où ils se trouvent. Comme l'asepsie, elle utilise : l'autoclave (sous forme d'étuve à désinfection), l'ébullition, les lavages antiseptiques. L'emploi de ces divers procédés est réglé par la nature des objets à désinfecter.

Surface cutanée. — La peau des malades doit être

maintenue dans un grand état de propreté au moyen de bains si leur état le permet, au moyen de lavages locaux dans le cas contraire. Pendant la convalescence des fièvres éruptives, alors que la peau se soulève en lamelles, des bains savonneux et même antiseptiques doivent être administrés pour rendre cette desquamation inoffensive. Le jour de leur sortie, avant de remettre leurs effets personnels, ces malades doivent prendre un dernier bain.

Sécrétions. — Toutes les sécrétions peuvent, suivant la nature de la maladie, être des véhicules de germes ; il est donc nécessaire de les désinfecter sur place, celles de la gorge et des fosses nasales par des irrigations antiseptiques, celles des voies respiratoires par des pulvérisations et des inhalations également antiseptiques.

Selles. — Ce sont les plus dangereuses des secrétions dans la fièvre typhoïde, la dysenterie et le choléra, aussi leur désinfection mérite-t-elle une mention spéciale. Lorsque les malades usent du vase ou du seau hygiénique, il est indispensable d'ajouter aux matières, avant de les jeter dans les latrines, une certaine quantité du désinfectant choisi par le médecin traitant ; il est même avantageux après avoir lavé ces vases d'y verser d'avance une petite quantité de liquide désinfectant. Lorsque les malades sont convalescents et peuvent aller aux latrines, leurs selles restent longtemps riches en germes ; il faut donc désinfecter ces latrines elles-mêmes en y versant plusieurs fois par jour des quantités de désinfectant suffisantes pour arroser les tuyaux de chute et la fosse. Certains désinfectants, comme l'huile lourde de houille ou le crésylol, agissent non seulement comme microbicides, mais aussi en formant à la surface du liquide contenu dans la fosse une couche huileuse qui empêche l'issue des gaz et des odeurs ; aussi cet agent est-il recommandé pour la désinfection des fosses fixes. La chaux, que l'on trouve partout, est aussi un bon désinfectant pour les fosses d'aisances.

Crachats. — Dans la tuberculose et autres maladies

des voies respiratoires, l'expectoration est un agent redoutable de contamination. Déposés sur le sol des chambres, des cours ou des rues, les crachats se dessèchent, se mêlent à la poussière et transportent avec elle les germes à distance ; déposés dans les mouchoirs, ils s'y dessèchent également et se répandent dans l'atmosphère lorsqu'on secoue ces mouchoirs. Il faut donc veiller à ce que les malades ne crachent que dans les crachoirs (individuels ou collectifs), car c'est là seulement qu'on peut détruire ou désinfecter les crachats.

Les crachoirs *individuels* en porcelaine sont désinfectés avec leur contenu par l'ébullition. Dans les hôpitaux où ces crachoirs sont nombreux, des appareils spéciaux sont installés pour cette opération ; lorsque ces crachoirs sont en petit nombre, on se contente de les ébouillanter dans une terrine spéciale (additionner l'eau de cristaux de soude) et de les laver ensuite. Après lavage et avant de rendre les crachoirs aux malades, on y dépose une petite quantité de liquide désinfectant. Pendant les opérations du lavage, les infirmiers doivent se servir de lavettes et de crochets pour manier les crachoirs, afin de ne pas se brûler et de ne pas souiller leurs doigts. L'opération terminée, ils doivent se désinfecter les mains. Dans certains établissements on se sert de crachoirs en carton contenant une poudre désinfectante. Ces crachoirs ne sont plus lavés, mais incinérés dans un foyer spécial ; c'est plus simple et plus radical.

Les crachoirs *collectifs* contiennent de la sciure de bois additionnée d'une substance antiseptique. Lorsqu'ils sont salis, on jette le contenu pour le brûler dans le fourneau de la buanderie ou des bains, et le crachoir est lavé avec une solution désinfectante.

Linge. — Le lessivage est la vraie désinfection du linge, mais pour soustraire le personnel au danger que leur ferait courir la manipulation du linge contagieux, une désinfection préalable s'impose. C'est dans le service même qu'elle se pratique. Le linge, à mesure qu'on le retire aux malades, est plongé pendant deux heures dans des baquets contenant une solution de formol (15 grammes par litre). Il est ensuite essoré et placé dans des sacs spéciaux qui servent à le transporter à la buanderie. Après chaque transport, ces sacs sont eux-mêmes désinfectés.

Linge à pansement. — Le linge à pansement provenant de malades atteints de maladies contagieuses doit, avant d'être transporté à la buanderie, être plongé dans un liquide désinfectant : solution de formol (15 grammes par litre).

Le linge souillé doit séjourner vingt-quatre heures dans le liquide désinfectant ; il est ensuite soigneusement exprimé et tordu avant d'être soumis au blanchissage.

La solution ayant servi à la désinfection est versée à l'égout ou dans les latrines et les baquets l'ayant contenue sont soigneusement nettoyés.

Vêtements et literie. — Les vêtements personnels des contagieux doivent être désinfectés avant d'être déposés au vestiaire, les vêtements et la literie (matelas et couvertures) dont ils ont fait usage à l'hôpital doivent être désinfectés après leur sortie. Le seul procédé de désinfection qui donne toute la sécurité désirable, c'est le passage à l'étuve.

L'étuve à désinfection n'est autre chose qu'un autoclave de grandes dimensions. Les objets que l'on y introduit sont soumis pendant vingt minutes à l'action de la vapeur d'eau bouillante sous pression. Le maniement de cet appareil est confié à un infirmier ayant reçu une instruction spéciale. L'étuve est placée entre deux pièces n'ayant entre elles aucune communication. Dans l'une on apporte les objets à désinfecter, l'autre reçoit les objets après désinfection ; aucun contact ne doit avoir lieu entre ces deux groupes. Les objets de cuir (chaussures, basanes, buffleteries) ne doivent pas être mis à l'étuve qui les détériorerait ; ils doivent être désinfectés au moyen de lavages antiseptiques. Le passage à l'étuve a l'inconvénient de fixer les taches qui se trouvent sur les vêtements et sur les couvertures et de les rendre indélébiles. Il faut donc avoir soin, lorsque ces taches sont constatées, de les faire disparaître avec de l'eau et du savon ou avec une solution d'ammoniaque avant d'envoyer les objets à l'étuve.

Locaux. — La désinfection des locaux est nécessaire : 1° Dans une salle ordinaire lorsqu'un ou plusieurs cas de maladies contagieuses s'y sont développés ; 2° dans les salles de contagieux lorsqu'elles ont servi un certain temps ; 3° dans une section du service des contagieux lorsque, après avoir servi à une maladie, cette section est par nécessité affectée à une autre maladie contagieuse.

Deux procédés peuvent être utilisés pour la désinfection des salles.

a) Lorsque la désinfection doit être rapide ou lorsqu'on ne désinfecte qu'une portion de salle, on a recours aux pulvérisations antiseptiques au moyen du pluvérisateur. Le *pulvérisateur* est une pompe à main munie d'un long tuyau de caoutchouc armé d'une lance. Le liquide à pulvériser (solution de sublimé ou de formol) est introduit dans la pompe, et pendant qu'un infirmier manœuvre celle-ci, un second infirmier dirige le jet de la lance sur tous les points de la muraille et du plafond. Pour le plancher et le bas des murs, il est mieux de les laver avec la même solution antiseptique, au moyen d'éponges ou de serpillières.

b) Lorsqu'on dispose du temps et du personnel nécessaires, le meilleur procédé est la désinfection de toute la salle par les vapeurs de soufre ou de formol. La salle est d'abord évacuée, les fenêtres fermées, et sur tous les interstices capables de laisser passer l'air, on colle des bandes de papier pour les obturer. Les lits sont alors rangés le long des murs, les matelas soulevés et les couvertures déployées.

Si l'on use du *soufre*, celui-ci (calculé à raison de 20 grammes par mètre cube d'air) est placé dans les terrines que l'on dispose çà et là sur le plancher, en ayant soin de les faire reposer sur une épaisse couche de sable (mesure contre le danger d'incendie résultant d'une rupture de terrine). Le soufre est arrosé d'alcool, on y met le feu et on quitte aussitôt la pièce (il faut un infirmier par terrine pour cet allumage). La porte est refermée et extérieurement calfatée. Pour que l'action du soufre soit complète, il faut avoir soin de pulvériser de l'eau dans la salle avant d'allumer le soufre, ou d'en arroser le plancher. Les vapeurs de soufre agissent mieux en effet en présence de la vapeur d'eau.

Si l'on emploie le *formol*, on se sert de cartouches dites « fumigator », portées sur un trépied de fer et auxquelles on met le feu (une cartouche n° 4 suffit pour 20 mètres cubes). L'emploi du formol est plus cher que celui du soufre. Les objets métalliques (dorures, cuivre, etc.) sont altérés par ces désinfections ; il faut donc ou les retirer de la salle ou les enduire d'un corps gras. Au bout de vingt-quatre heures, la désinfection est terminée, aussi bien avec le soufre qu'avec le formol ; on ouvre et on aère la salle.

17° HYDROTHÉRAPIE.

L'hydrothérapie est le traitement par l'eau ; elle produit des effets si puissants qu'elle ne doit jamais être employée sans prescription du médecin.

Lorsqu'on y a recours, pour éviter des accidents pouvant aller jusqu'à une congestion cérébrale mortelle, le malade doit être à jeun ou n'avoir pris aucun aliment depuis au moins trois heures.

L'eau comme traitement agit :

1° Par sa température, que le médecin peut faire varier à son gré ;

2° Par la réaction qu'elle provoque dans l'organisme, suivant le mode et l'étendue de son application.

Les procédés en usage sont très nombreux et très variés. Il suffit de connaître les plus usuels.

Lotions.

Les lotions se pratiquent tièdes ou chaudes avec une éponge imbibée d'eau pure, de vinaigre ou de liquide aromatique, que l'on passe rapidement sur les parties que l'on veut lotionner. Une alèze est placée au-dessous de la partie à lotionner pour empêcher le liquide qui peut s'écouler de l'éponge de souiller le lit. Si la lotion doit être étendue, se munir d'une cuvette contenant la solution employée pour y retremper l'éponge et la débarrasser de ses impuretés.

Pour sécher le malade, on l'enveloppe dans une couverture de laine pendant un quart d'heure. La durée de la lotion est indiquée par le médecin ; elle est en général de deux ou trois minutes.

Enveloppements humides.

Appliqués localement ou sur tout le corps, ils remplacent souvent les bains lorsque ceux-ci sont contre-indiqués par l'état du malade. On se sert pour ces enveloppements de compresses ou de draps.

Compresses humides. — On prend des serviettes ou des compresses trempées dans l'eau froide, puis fortement exprimées. Après les avoir appliquées sur la région, on les recouvre d'un tissu imperméable et d'une lame d'ouate.

Ce procédé est d'un usage courant dans le traitement de certaines maladies de poitrine ; il est prescrit sous le nom d'enveloppement humide du thorax.

Drap mouillé. — On étend sur un lit garni d'une alèze et recouvert d'une couverture de laine un drap qui a été trempé dans l'eau froide à 10 ou 12 degrés et tordu.

Le malade est placé tout nu sur le drap, qui est replié sur lui ainsi que la couverture. En même temps, on applique des compresses froides sur la tête.

Le patient éprouve d'abord un frisson et une sensation de froid qui est remplacée rapidement par du bien-être ; mais il faut le surveiller pendant toute la durée de l'enveloppement. Cette durée, qui ne doit pas dépasser une demi-heure en général, est fixée par le médecin traitant.

En replaçant le malade dans son lit, on l'essuie légèrement.

Bains.

Les bains sont dits *généraux* lorsque le corps entier est immergé dans l'eau, et *locaux* lorsqu'ils s'appliquent à une partie limitée du corps ; ces derniers portent les noms particuliers de pédiluves, manuluves, bains de siège, etc.

Les bains généraux sont donnés dans une baignoire ou dans une piscine commune.

La température du bain est variable suivant les effets que veut obtenir le médecin traitant :

De 15 à 25 degrés, le bain est froid ;
De 25 à 30 degrés, le bain est tempéré ;
De 30 à 35 degrés, le bain est tiède ;
De 35 à 38 degrés, le bain est chaud.

Le bain *simple* est donné avec de l'eau pure. Il est *médicamenteux* quand l'eau contient un médicament.

Bains de bras et de pieds. — Ils se donnent dans des récipients spéciaux appelés « baignoires de bras » et « baignoires de pieds ».

Ces bains sont simples ou médicamenteux ; leur température est variable ; elle est en général de 30 degrés. Leur durée, sauf indications spéciales, est d'environ 30 minutes.

Bain de pieds sinapisé. — Pour préparer un pédiluve sinapisé, on plonge un nouet de linge renfermant environ 100 grammes de farine de moutarde dans une certaine quantité d'eau tiède contenue dans le récipient choisi, puis on ajoute au bout de quelques instants un volume d'eau à 35 degrés suffisant pour assurer, jusqu'à mi-jambes, l'immersion des membres inférieurs.

Le malade prend son bain assis ; pour lui éviter d'être incommodé par les vapeurs irritantes, on recouvre le vase d'une couverture fixée autour des genoux. Le bain sinapisé ne doit pas dépasser douze à quinze minutes. Les pieds sont ensuite essuyés avec un linge sec et souple.

Bain de siège. — Le bain de siège se donne dans un récipient spécial appelé « bain de siège » ou « baignoire de siège », préalablement garni d'un drap. La température et la composition de ce bain sont indiquées par le médecin. Le malade y plonge le siège, le bas-ventre et la partie supérieure des cuisses. Il est recouvert d'une couverture.

Bains de verge. — Les bains de verge se prennent dans de petits récipients cylindriques en poterie, appelés « génieux ».

Bains entiers ou *généraux.* — Les bains entiers sont donnés au service des bains ; mais, parfois, on les donne dans les salles aux malades ne pouvant se rendre à la salle de bains. C'est principalement aux malades atteints de fièvre typhoïde qu'est appliquée cette méthode de traitement.

Pour baigner un typhoïdique, la baignoire est approchée du lit du malade. On la remplit jusqu'aux deux tiers de sa hauteur d'eau à la température indiquée par le médecin, en général à 24 degrés. Le malade y est plongé tout nu. On ajoute aussitôt et progressivement une assez grande quantité d'eau froide pour abaisser la température du bain à 22, 21 ou 20 degrés, en ayant soin de retirer l'excédent d'eau. Cette façon de procéder a l'avantage de modérer l'impression pénible et le frisson qui accompagneraient un bain donné d'emblée à 20 degrés. Le malade doit être retiré du bain dès l'apparition des premiers frissons. Pendant toute la durée de l'immersion, on maintient sur sa tête des compresses d'eau froide et on lui frictionne le corps et les bras sous l'eau.

Le malade doit être l'objet d'une surveillance étroite et ne doit être quitté sous aucun prétexte. En cas d'accident, l'infirmier fait immédiatement prévenir le médecin de garde.

Au sortir du bain, le malade est essuyé et placé dans une couverture de laine disposée sur son lit. On lui fait boire une partie du café ou du vin de Banyuls qui lui a été prescrit, et on le laisse bien tranquille pendant un quart d'heure. Presque toujours, le bain est suivi de bien-être, de sommeil, de transpiration et d'un abaissement de température.

La fréquence de ces bains est indiquée par le médecin. La même eau peut servir pendant vingt-quatre heures pour le même malade, à condition qu'elle ne soit pas souillée par les déjections ou par les urines.

L'infirmier portera toujours le malade de son lit à la baignoire, sans lui permettre de marcher, et le reportera de même de la baignoire dans son lit après le bain. Parfois, deux infirmiers sont nécessaires pour baigner un malade.

SERVICE DES BAINS. — Dès le matin, l'infirmier chargé du service des bains allume les feux pour chauffer l'eau des bains. Il tient la main à ce que les divers locaux des bains et dépendances soient toujours en parfait état d'entretien, à ce que l'eau ne stagne pas sur les parquets, à ce que les cuivres des robinets et des appareils à douches ne soient jamais vert-de-grisé. Il s'assure qu'il existe toujours du savon en quantité suffisante.

Les malades sont conduits aux bains par les infirmiers de leur salle, porteurs de la liste des bains à prendre.

L'infirmier chargé du service des bains défend aux malades de fumer et de chanter. Le soir, avant de quitter son service, il fait une ronde, s'assure que les robinets d'eau sont fermés et que les feux sont éteints.

Préparation des bains simples. — Ils se donnent dans des baignoires en métal. Avant de donner le bain, l'infirmier lave la baignoire à l'eau chaude et au savon ; il fait couler ensuite l'eau chaude et l'eau froide en agitant le mélange avec la main. Lorsque la baignoire est remplie aux trois quarts, il y plonge le thermomètre pour bains, afin de s'assurer que la température est de 37 degrés.

La quantité d'eau nécessaire pour un bain entier est d'environ 200 à 300 litres. Il est fourni à chaque malade, à la sortie du bain, du linge pour s'essuyer lequel, en principe, doit être préalablement chauffé.

La durée d'un bain est d'environ trente minutes.

Bains médicamenteux. — Les bains médicamenteux se prennent dans des cabinets spéciaux et dans des baignoires réservées à cet usage, certaines substances pouvant altérer le métal des baignoires.

Ils sont préparés comme les bains ordinaires ; on verse ensuite le principe médicamenteux (polysulfure, bichlorure, etc.). Il se dégage de quelques-uns de ces bains des gaz délétères ; aussi est-il bon d'entretenir dans les cabinets une ventilation suffisante pour renouveler l'air et combattre les mauvaises odeurs qui pourraient incommoder le malade. La baignoire est recouverte d'un drap pendant que le malade y séjourne.

Les principaux bains médicamenteux sont :

1° Le bain alcalin, qui contient de 250 à 500 grammes de carbonate de soude ;

2° Le bain de son (faire bouillir pendant un quart d'heure 1 kilogramme de son dans 10 litres d'eau, passer et ajouter l'eau du bain) ;

3° Le bain d'amidon (délayer 500 grammes d'amidon de froment dans 5 litres d'eau froide et verser dans l'eau du bain) ;

4° Le bain salé (5 kilogrammes de sel pour un bain) ;

5° Le bain sulfureux, qui se donne dans une baignoire en bois (100 à 150 grammes de polysulfure de sodium à faire dissoudre et à verser dans l'eau du bain) ;

6° Le bain de sublimé corrosif (bichlorure de mercure, 20 grammes ; chlorure de sodium, 20 grammes). Les dissoudre ensemble dans 200 grammes d'eau et ajouter à l'eau du bain. Ce bain est toujours préparé sous les yeux du médecin, qui verse lui-même dans le bain la solution de sublimé.

Surveillance à exercer pendant le bain. — L'infirmier surveille discrètement les personnes prenant un bain et, en particulier, celles qui sont dans un cabinet. Si elles y restent au delà du temps habituel, il s'assure que rien ne leur est arrivé et allègue un prétexte quelconque pour pénétrer dans leur cabine. En cas d'accident, le malade est retiré du bain, transporté sur un lit et le médecin de garde prévenu.

Après le bain. — S'assurer que le malade n'a rien oublié, faire écouler l'eau de la baignoire, ne pas laisser les matières grasses se déposer sur ses parois. Si celles-ci s'encrassent, les brosser à l'eau savonneuse chaude ou les frotter avec une solution de cristaux de soude. Enlever le linge et le mettre au sec. Ouvrir les fenêtres, éponger l'eau du parquet, laver les caillebotis ainsi que les planches dites « descentes de bains » et les faire sécher.

Bains de vapeur et fumigations. — Les *bains de vapeur* sont ceux dans lesquels le corps tout entier est soumis à l'action de l'eau réduite en vapeur.

On les administre ordinairement dans des étuves, chambres bien closes, dans lesquelles on fait arriver de la vapeur jusqu'à ce que la température se soit élevée à environ 45 degrés centigrades. La vapeur se portant vers la partie supérieure de l'étuve, il faut recommander aux malades, lorsqu'il existe des gradins en amphithéâtre, de se placer sur les gradins les plus élevés.

Les bains de vapeur peuvent être pris d'une manière beaucoup plus simple, à l'aide d'un appareil qui est décrit ci-après en parlant des fumigations.

La durée du bain de vapeur est de vingt-cinq à trente minutes ; à sa sortie du bain, le malade est enveloppé dans une couverture de laine et mis dans un lit, où il continue de suer pendant plusieurs heures.

La *fumigation* est le séjour plus ou moins prolongé

du corps tout entier ou d'une partie du corps dans un milieu rempli de vapeurs résultant de la combustion de certains principes médicamenteux ou de la volatilisation de substances minérales.

On divise les fumigations en fumigations *sèches, humides, générales et locales.*

Les fumigations *sèches* se pratiquent avec des substances qu'on rend volatiles par la chaleur ; elles sont aisément supportées à une température de 60 degrés, tandis que les fumigations *humides* le sont difficilement au delà de 45 degrés.

Les fumigations *générales* s'administrent à l'aide d'une boîte en bois bien fermée, dans laquelle le malade est assis ; la tête sort par une ouverture à coulisse, fermée aussi exactement que possible, pour que les vapeurs ne puissent pas s'échapper de l'intérieur de l'appareil et incommoder le malade ; l'intervalle qui existe entre le cou et cette ouverture est bouché avec une serviette ou un drap. A la partie inférieure de la boîte se trouve un autre trou, qui donne passage à un tuyau qui amène la vapeur.

Si le malade ne peut pas se lever, on lui administre la fumigation dans son lit. Un appareil simple et commode à la fois pour pratiquer les fumigations sèches consiste en un tuyau de poêle coudé dont la portion verticale (de 60 à 80 centimètres environ) est placée en dehors et au pied du lit, et la portion horizontale (de 30 à 40 centimètres) est introduite sous les couvertures, qui sont soulevées par des cerceaux. Une lampe à alcool à trois mèches, pouvant contenir 200 grammes de ce liquide, est placée à l'orifice du tuyau qui repose sur le plancher ; cet orifice est légèrement entaillé dans sa circonférence, afin de faciliter l'introduction de l'air extérieur. On allume d'abord les trois mèches pour produire immédiatement l'action la plus intense, et, quand l'effet doit être ralenti, on éteint une des mèches, puis la seconde. Afin que le métal qui s'échauffe ne brûle pas les effets de couchage, le tuyau horizontal est recouvert d'un manchon en bois sur lequel reposent les couvertures.

Lorsque le malade est en état de se lever, un procédé des plus simples est de le faire asseoir sur un fauteuil métallique, de placer la lampe allumée sous le siège, et d'envelopper le malade et le fauteuil avec des couvertures. Il est nécessaire que le siège soit plein, ou recouvert d'une planche, pour éviter au malade des brûlures au niveau des fesses.

Pour administrer des fumigations *locales* (nez, oreilles, etc.), on se sert d'un réchaud à alcool, dans la bouilloire duquel on place l'eau et la substance médicamenteuse ; au-dessus de la bouilloire, on dispose la partie évasée d'un entonnoir en verre. Lorsque l'eau bout, la vapeur s'échappe par le bec de l'entonnoir, et il suffit de placer la partie à soigner au-dessus du jet de vapeur.

Douches.

Avec les douches, on cherche à agir sur le corps humain à la fois par le choc et par la température variable de l'eau.

La pression est obtenue soit par le branchement des appareils sur les conduites de la ville, soit par un réservoir placé à une hauteur de 6 à 8 mètres.

La température de la salle de douches doit être de 15 à 18 degrés. Le sujet à doucher se déshabille dans une chambre voisine chauffée à 20 ou 25 degrés, et, pour se garantir la tête, la couvre d'un bonnet caoutchouté.

Les appareils à douches sont aussi divers dans leurs formes que dans leurs applications. On peut les utiliser pour donner des douches générales ou des douches locales.

L'eau est employée, suivant les cas, à des températures variables entre 10 et 45 et même 50 degrés.

Parfois elle est utilisée en vapeur.

DIVERSES FORMES DE DOUCHES.

I. *Douches générales.* — Leur durée maximum doit être de deux minutes. Une douche courte n'a jamais d'inconvénient, une douche prolongée peut être dangereuse. Au début du traitement, il est préférable d'employer des douches de courte durée (cinq à dix secondes). Si le sujet ressent de véritables accès de suffocation avant ou après la douche, il est indiqué de lui faire prendre un bain de pieds chaud avant l'opération.

Douche à la lance ou au jet mobile. — C'est la douche employée le plus fréquemment. L'appareil utilisé ressemble à la lance d'arrosage des rues. L'eau du réservoir, amenée par un long tuyau souple, sort en une colonne dont la force de projection varie suivant le degré d'ouverture du robinet : c'est le *jet plein.*

Si, au contraire, le doucheur place un doigt au niveau de l'extrémité de l'embout, sur le trajet de la colonne liquide, elle s'étale plus ou moins en éventail : c'est le *jet brisé.* Le jet plein est étroit et frappe énergiquement la peau en un point ; le jet brisé est large et mouille en pluie, avec moins de choc, une grande surface du corps.

La douche froide générale s'administre de la manière suivante : le malade étant placé à 2 mètres au moins de distance, le doucheur, faisant passer sous son bras le tuyau de l'appareil, soutient et dirige la lance avec une main, dont un des doigts produit au besoin le jet brisé, tandis que de l'autre main il manœuvre le robinet de réglage ; il commence par mouiller complètement le corps en arrière, puis en avant, en utilisant le jet brisé et en invitant le malade à se tourner suivant les besoins. Il douche alors à jet plein (en avant comme en arrière) les membres inférieurs en remontant des pieds vers les hanches, et les membres supérieurs en allant des mains vers les épaules. Les parties sensibles du corps (abdomen, thorax, cou) ne doivent être douchées qu'avec le jet brisé. On termine en percutant les pieds très vivement et à plein jet.

Une fois la douche administrée, on jette un peignoir ou un drap chaud sur le corps, qui est essuyé, puis frictionné énergiquement avec une serviette sèche ou mieux le gant de crin. Le malade s'habille alors, fait de la gymnastique ou l'exercice des poids, puis sort et se livre à la marche. Si son état de santé ne lui permet pas ces exercices, il se couche, pendant une heure et plus, dans un lit bien chaud pour produire la réaction. Le doucheur doit signaler au médecin les malades qui se réchauffent mal ou éprouvent des malaises après la douche.

Douche en colonne, en pluie, en cloche. — Du plafond de la salle de douches descend un tuyau vertical terminé à 2 mètres environ du sol par un embout semblable à celui de la lance. Le robinet de l'appareil étant ouvert, une colonne d'eau tombe verticalement sur le malade placé en dessous. Celui-ci fléchit la tête afin de recevoir la douche sur la nuque et le dos seulement, car elle produirait une commotion trop forte sur la tête et la poitrine. C'est la *douche en colonne.*

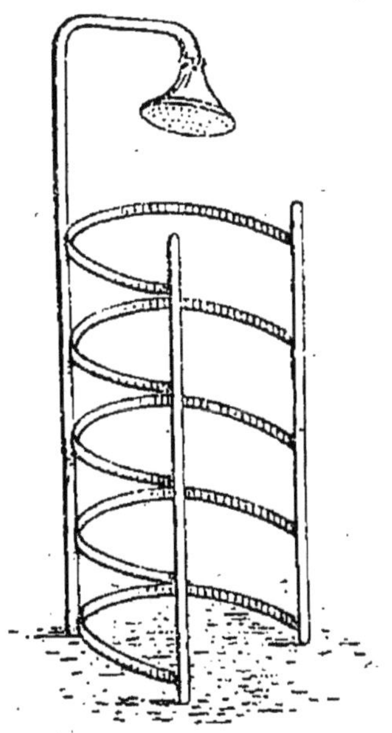

Fig. 32. — Douche en cercles.

On peut substituer à l'embout terminal des pommes d'arrosoir dont les trous affectent des dispositions diverses. On obtient ainsi la *douche en pluie*, la *douche en cloche*, la *douche en nappe*, lesquelles ne diffèrent les unes des autres que par la forme du jet d'eau.

Douche en cercles. — L'appareil est constitué par une série de demi-cercles creux en cuivre superposés, percés de nombreux trous sur leur face concave, et supportés par trois montants verticaux, dont le postérieur est creux et communique avec chacun des demi-cercles. Sur l'origine du montant vertical creux et sur chacun des tuyaux horizontaux se trouve placé un robinet. Le malade se tient debout au centre de l'appareil. Le baigneur ouvre les robinets des demi-cercles qu'il veut utiliser, puis le robinet du tuyau vertical. L'eau s'échappe en jets horizontaux minces et multiples venant frapper de tous les côtés le sujet, qui doit tourner lentement sur lui-même pendant toute la durée de la douche. L'appareil est surmonté d'une pomme d'arrosoir servant à donner une légère douche en pluie.

II. *Douches locales.* — La durée des douches locales vertical. L'eau s'échappe en jets horizontaux minces Elles sont à jet plein ou à jet brisé, suivant les prescriptions du médecin.

Douche d'une articulation. — On a pour but de n'agir que sur l'articulation malade. Pour obtenir ce résultat, on place le sujet assis derrière un panneau de bois, en avant duquel le segment de membre à doucher doit seul se présenter. Le dispositif généralement adopté est le suivant : un panneau de bois rectangulaire est maintenu debout par deux pieds disposés en équerre. A la partie moyenne de l'écran se trouvent deux ouvertures permettant de donner passage au membre malade ; la première, située à 40 centimètres du sol, est destinée au membre inférieur ; la seconde, distante du sol de 90 centimètres, est pour le membre supérieur. Les orifices peuvent être obturés ou rétrécis, à l'aide de pétits panneaux pleins en bois qui se

déplacent horizontalement dans des glissières. Le
malade passe à travers l'une des lunettes de l'appareil
le membre à doucher, serré entre l'un des bords de
la lunette et le bord concave de la glissière, l'espace
libre étant fermé avec des serviettes. On peut ainsi
doucher isolément le membre supérieur ou le membre
inférieur jusqu'à leur racine (fig. 33).

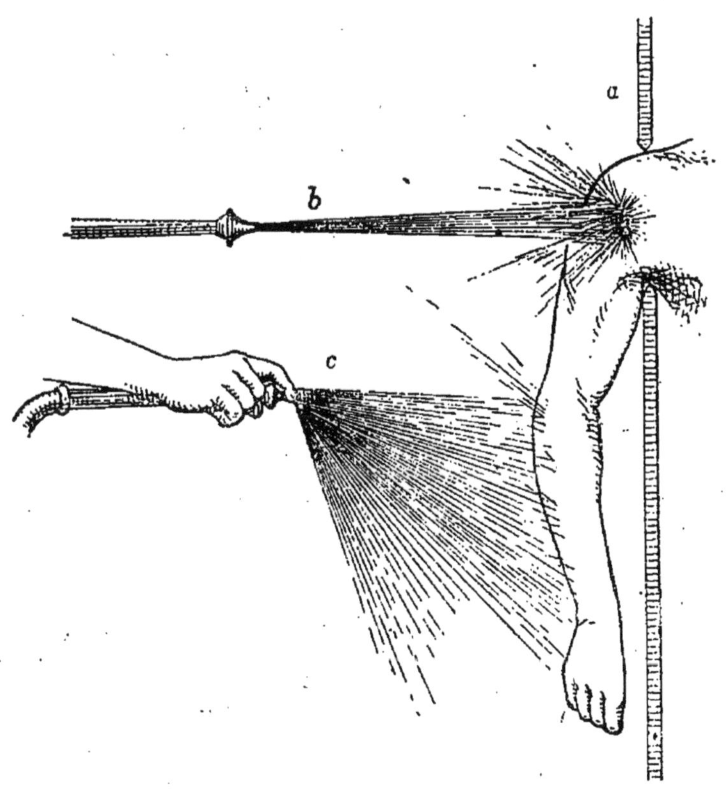

Fig. 33.

a. Écran. — *b.* Jet plein. — *c.* Jet brisé.

Fauteuil à douches locales (fig. 34). — Cet appareil
est constitué par une sorte de fauteuil métallique bas
et évasé, présentant un siège en forme de fer à cheval,
surélevé au milieu du fond formant cuvette. Sur tout
le pourtour de la concavité du dossier existent plu-

sieurs rangées de trous, laissant sourdre l'eau en filets multiples horizontaux.

On ouvre le robinet d'admission de l'eau, et le malade, assis au centre de l'appareil, reçoit une douche en demi-cercle sur la région des reins : c'est la *douche lombaire*.

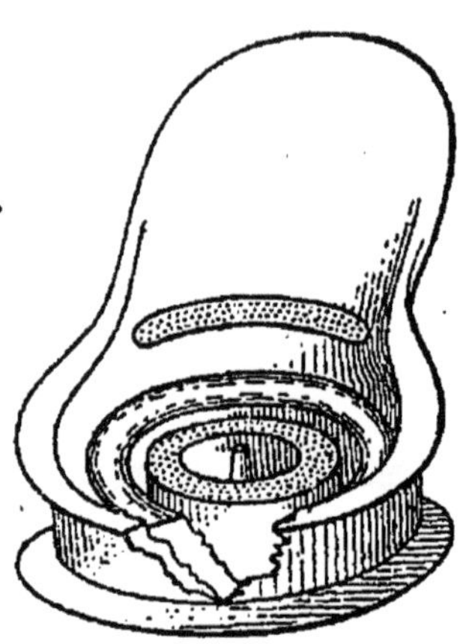

Fig. 34.

Sur le fond du fauteuil à douches locales, se trouve également fixé un petit ajutage vertical, permettant de lancer une colonne d'eau ascendante entre les branches du fer à cheval, sur lequel le malade est assis. L'ouverture d'un robinet spécial règle cette douche ascendante qui vient frapper l'anus ou le périnée, suivant les déplacements en avant et en arrière qu'exécute le sujet : c'est la *douche anale ou périnéale*.

DIVERSES QUALITÉS DE DOUCHES.

Suivant la température de l'eau, on divise les douches en : douche *froide*, douche *chaude*, douche *écossaise*.

Douche froide. — La douche froide comprend les différentes formes décrites précédemment, administrées avec de l'eau à 10 degrés.

Douche chaude. — La douche chaude ne se donne

guère qu'à la lance, à jet plein ou brisé, à la température indiquée par le médecin traitant. Un thermomètre placé sur le réservoir d'eau chaude en indique
la température ; mais, malgré cela, le baigneur doit
toujours préalablement plonger la main dans le jet,
de façon à éviter de projeter sur le malade une eau
brûlante. La douche chaude peut être beaucoup plus
prolongée que la douche froide ; sa durée comme sa
température seront fixées par le médecin.

Douche écossaise. — La douche écossaise comprend
une douche froide succédant immédiatement à une
douche chaude.

Un robinet à trois voies placé à l'origine du tuyau
portant la lance est indispensable. Le robinet est muni
d'une manette permettant de déplacer une aiguille
mobile sur un cadran où sont portées les indications :
fermé, froid, chaud. L'aiguille étant placée sur *fermé*,
l'appareil ne fonctionne pas ; si on la pousse sur *froid*,
on a un jet froid ; lorsque, par un mouvement inverse,
on arrive sur *chaud*, l'eau est chaude, et d'autant plus
chaude que l'aiguille avance davantage du côté de
cette indication. Un thermomètre annexé à l'appareil
indique la température de la douche que le baigneur
doit cependant toujours contrôler avec un doigt placé
à l'orifice de la lance.

Pour administrer la douche écossaise, le baigneur
tenant d'une main la lance, et manœuvrant avec l'autre
le robinet à trois voies, donne : 1° une douche générale ou locale à 30° et fait progressivement monter
la température à 40°, 45° et même 50° au maximum,
mais toujours selon les indications fixées par le médecin ; 2° la douche chaude est immédiatement et brusquement suivie d'une douche froide, très courte.

18° MASSAGES

I. Généralités.

Utilité du massage. — Le massage constitue une méthode de traitement employée dans beaucoup d'affections médicales et chirurgicales. Le médecin ne pouvant toujours appliquer lui-même ce moyen thérapeutique, il est nécessaire que les infirmiers soient capables d'exécuter, d'une façon correcte et d'après les prescriptions faites, les différentes manœuvres nécessaires.

Les manipulations du massage peuvent porter sur une partie seulement du corps, par exemple sur un bras, une jambe, sur le ventre ou sur le cou ; c'est le *massage local.* Elles peuvent aussi être exécutées sur toute la surface du corps, c'est le *massage général.*

Position du masseur et du malade. — Pour masser les extrémités des membres, l'infirmier et le malade sont assis chacun sur une chaise et se font face, la région à manipuler reposant sur l'un des genoux de l'opérateur, sur une table de nuit ou sur un banc ; ou bien encore le membre malade est maintenu et fixé plus ou moins verticalement par l'une des mains du masseur, pendant qu'il opère de l'autre main. Mais le plus souvent on doit coucher le sujet, soit parce qu'il ne peut rester assis, soit parce que la région à masser le rend nécessaire. Une table en bois, mesurant environ 2 mètres de long sur 60 à 70 centimètres de large, recouverte d'un matelas de crin et de couvertures pliées en plusieurs doubles, est alors indispensable. Si l'on doit utiliser un lit ordinaire, il faut placer sous le matelas une longue planche s'appuyant sur le cadre rigide du sommier, de façon à supprimer l'élasticité de ce dernier. Sous la région à masser, on dispose un coussin en toile caoutchoutée rempli de sable et enveloppé d'une pièce de linge (compresse ou drap d'alèze suivant le cas), que l'on doit changer pour chaque malade ; à défaut de coussin de sable, il suffit d'utiliser un drap de lit replié plusieurs fois sur lui-même.

Il faut en outre une cuvette contenant de l'eau ordinaire, du savon, des tampons de ouate hydrophile, un rasoir, et enfin une substance telle que glycérine, vaseline, huile, poudre de talc ou d'amidon, qui est employée pour favoriser le glissement des mains du masseur sur la peau de la région massée. Un gant de crin est aussi nécessaire pour le massage général.

Précautions à prendre avant le massage. — Le masseur ne doit avoir ni plaies, ni écorchures au mains, il tient ses ongles courts, se retrousse les manches jusqu'au coude et se savonne soigneusement les mains au commencement et à la fin de chaque séance et avant de passer d'un malade à un autre.

La région à masser doit être rasée, si elle est garnie de poils un peu longs, lavée au savon et à l'eau, puis essuyée avec un linge propre qui peut ensuite être placé sous le membre pendant les manipulations.

La partie ainsi nettoyée est fixée commodément ; puis on badigeonne la peau avec un tampon de ouate hydrophile trempé dans l'un des liquides indiqués, ou bien on la frotte avec l'une des poudres mentionnées. On commence alors les opérations du massage.

Règles générales pendant le massage. — Le masseur doit lier conversation avec le malade pour détourner son attention, *lui demander de temps en temps s'il souffre* et surveiller son maintien. Si la figure pâlit, il y a lieu de craindre une syncope et de faire coucher immédiatement le sujet la tête basse s'il était assis ; au cas où le malaise persisterait, appliquer les moyens prescrits en cas de syncope.

Eviter l'action du froid sur la partie malade ; en hiver, le local sera chauffé à 24 ou 25 degrés et de l'eau chaude employée pour le lavage de la peau de la région et des mains du masseur.

Eviter également avec le plus grand soin de provoquer de la douleur ; on y arrive, dans la mesure du possible, en procédant méthodiquement et en suivant les prescriptions du médecin traitant qui doit indiquer très explicitement la nature des manipulations à employer et le temps à consacrer à chacune d'elles.

Précautions à prendre après le massage. — Essuyer doucement la région avec une compresse pour enlever le corps lubrifiant ou la poudre employée. Placer ensuite un bandage roulé en flanelle ou un bandage ouaté très légèrement compressif, mais seulement d'après les indications du médecin traitant. Si le massage doit être complété par des mouvements ou être suivi d'une douche, il est tout naturellement indiqué de ne placer le bandage qu'après avoir effectué les mouvements, donné la douche et asséché la peau.

II. Description des principales manœuvres du massage.

Effleurage. — Ce temps du massage a pour but d'émousser la sensibilité de la peau par des pressions légères et de rendre possible l'emploi subséquent de pressions plus fortes.

Il consiste à frictionner légèrement la région dans le sens des pressions centripètes, en se servant, suivant le cas, soit de la paume de la main, soit de la pulpe des doigts agissant transversalement, et jamais du bout des doigts (fig. 37).

On débute par un simple frôlement, commençant en deçà des limites de la région malade et se terminant au delà. Pour effleurer la région antérieure du cou-de-pied, par exemple, le masseur place sa main à plat sur le dos du pied et la fait glisser en remontant jusque vers le milieu de la jambe ; puis arrivé là, il soulève la main, revient l'appliquer à nouveau sur le dos du pied, sans toucher le membre dans ce mouvement de retour, et il recommence la manœuvre précédente.

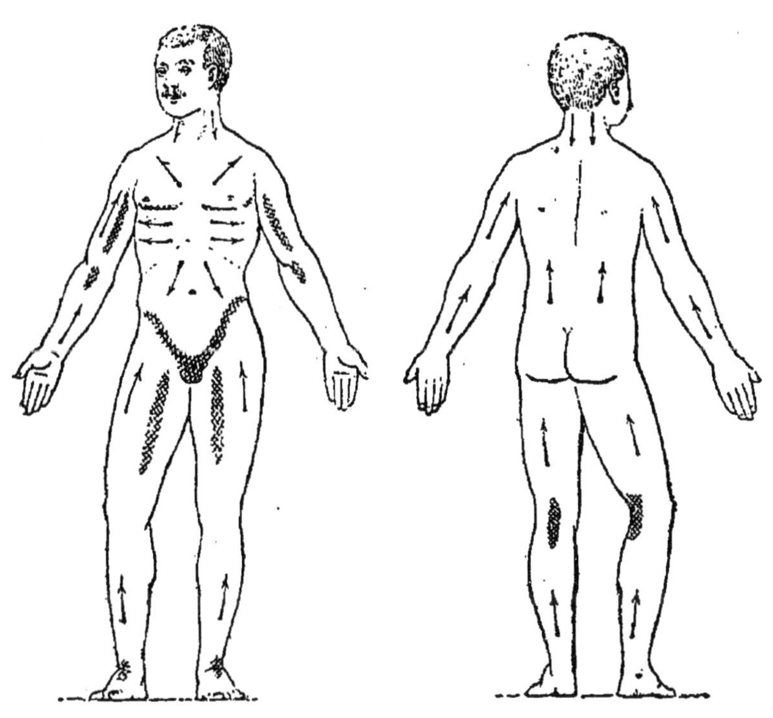

Fig. 35.   Fig. 36.

 Directions suivant lesquelles doit se pratiquer le massage.

Régions dans lesquelles on ne doit pas pratiquer de massages.

On peut augmenter la pression de la main à mesure que la sensibilité du malade diminue, et on continue ces mouvements alternatifs pendant une durée moyenne de 2 à 5 minutes dans la généralité des cas. On passe ainsi insensiblement au temps suivant. Pour

que la manœuvre s'exécute correctement, il faut que
la main reste toujours souple et que la pression déve-
loppée s'accroisse lentement et graduellement.

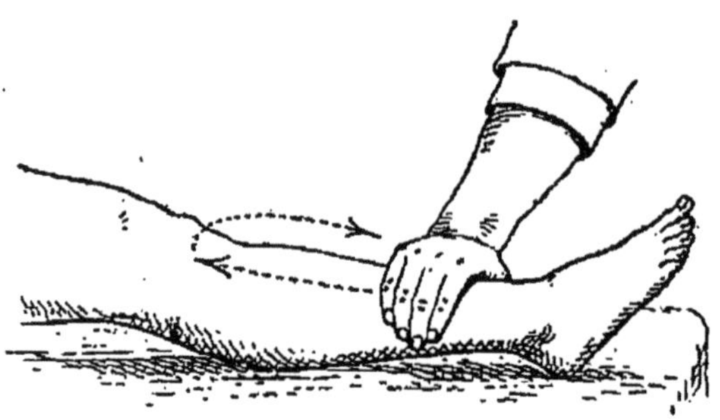

Fig. 37.

Pressions centripètes. — Les pressions centripètes
constituent la manœuvre principale du massage, celle
qui trouve son emploi dans la généralité des cas. Elles
ont pour but de chasser les liquides qui se trouvent
anormalement sous la peau, ou dans les parties molles
plus profondes ; mais pour que cet assèchement des
tissus se fasse convenablement, il faut que le refoule-
ment ait lieu dans le sens du courant du sang veineux,
d'où la nécessité pour le masseur de connaître la direction de ce courant dans chaque région.

Les flèches tracées sur les figures 38 et 39 le rensei-
gneront à ce sujet. Pour le membre inférieur, la main
progresse en pressant du pied vers la hanche ; pour
le membre supérieur, elle va des doigts vers l'épaule ;
pour le cou, elle descend de la tête vers le tronc, etc.

La manœuvre s'exécute de la même façon que pour
l'effleurage, avec cette différence toutefois que la main
du masseur appuie plus vigoureusement sur les parties qu'elle comprime dans son mouvement de glissement ; les doigts agissent non plus transversalement,
mais suivant leur longueur (fig. 40).

Selon que la partie à masser présente une surface

plus ou moins étendue, plane ou courbe, qu'elle est
lisse ou accidentée par le relief de saillies osseuses
ou tendineuses, que la peau est rapprochée des os ou
en est séparée par une épaisse couche musculaire,
non seulement il y a lieu de varier la force des pressions effectuées, mais il faut également disposer la
main et les doigts d'une manière différente, pour exécuter les pressions centripètes.

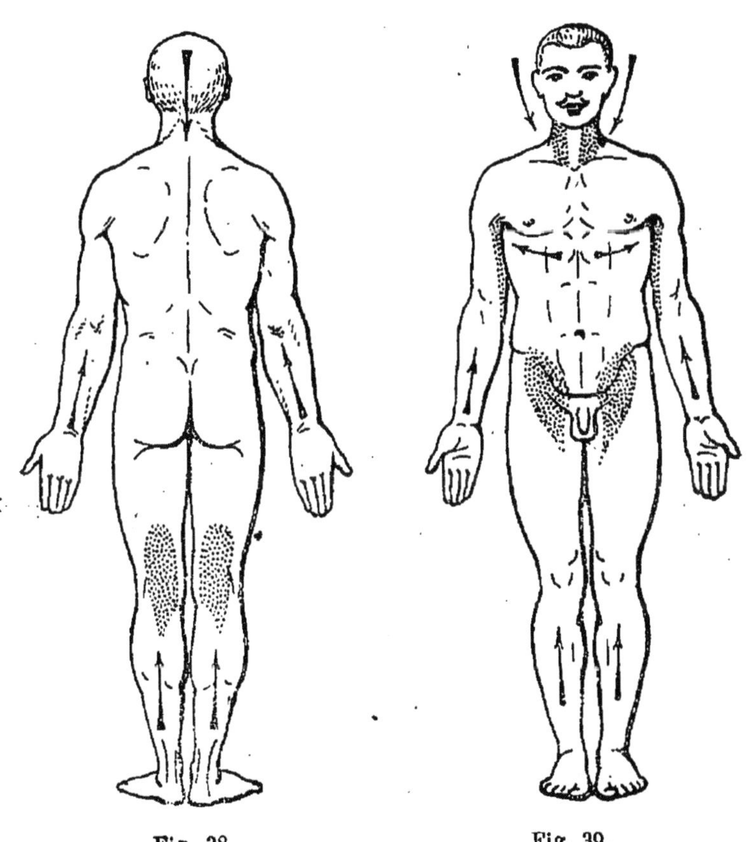

Fig. 38.   Fig. 39.

Pour masser le dos et la paroi antérieure du ventre,
la main sera à plat, les doigts en extension pressant
de leur extrémité vers leur racine ; le bout des doigts
trouve son emploi pour plonger dans le fond de

gouttières étroites, derrière le coude, derrière le cou-de-pied, etc. ; sur de grosses masses musculaires, comme à la cuisse, aux fesses, aux reins, on se servira de la paume et du talon de la main (fig. 41) ou du

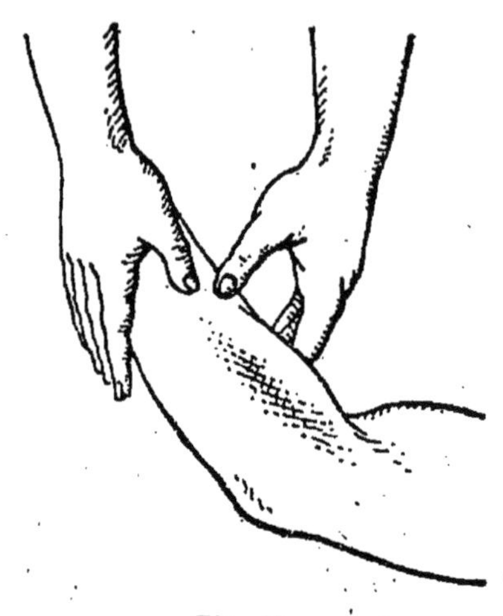

Fig. 40.

poing fermé appuyant sur les parties par les saillants résultant de la flexion des doigts. Cette dernière pratique est appelée le *massage en peigne* ou en *herse*,

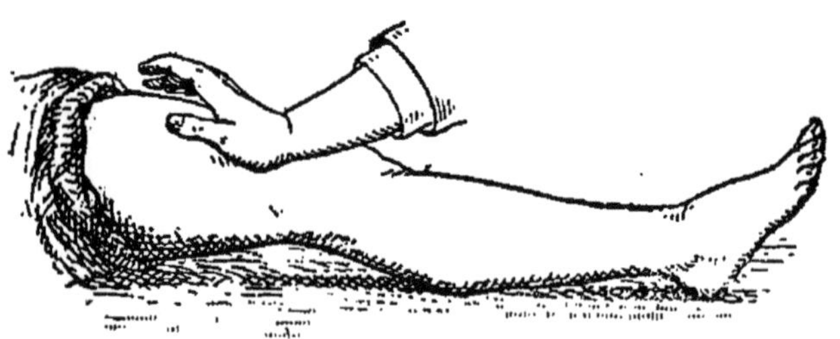

Fig. 41.

parce que la saillie de chaque doigt trace un sillon analogue à celui que ferait la dent d'un peigne ou d'une herse (fig. 42). S'agit-il d'écraser, d'aplatir une bosse située au milieu d'une surface plane et assez large, on se sert avec avantage du talon de la main, avec lequel on fait, en pressant plus ou moins fortement, des mouvements de rotation sur place : cette manœuvre porte le nom de *mouvement de meule*.

En règle générale, il faut consacrer 5 à 10 minutes aux pressions centripètes dans la durée de l'acte du massage.

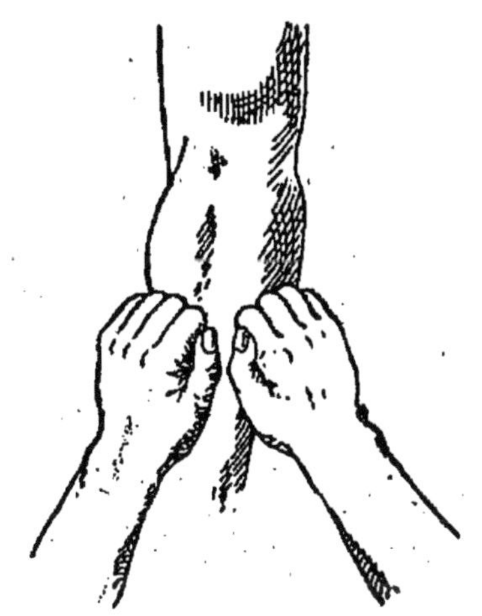

Fig. 42.

Pétrissage et pincements. — Les deux manœuvres sont destinées à agir particulièrement sur les muscles et les tendons.

On prend à pleine main, entre le pouce et les quatre derniers doigts, les masses musculaires volumineuses, et l'on fait ainsi sur toute leur longueur une série de pressions plus ou moins fortes, en progressant suivant le cours du sang veineux de la région : c'est le *pétrissage* (fig. 43).

Si l'on opère sur un membre peu volumineux et facile à embrasser entre les deux mains, le bras, par exemple, on peut le pétrir en masse, de bas en haut, en faisant remonter lentement et progressivement l'anneau constitué par les dix doigts.

S'agit-il d'effectuer ces pressions transversales sur un muscle peu volumineux ou sur un tendon que l'on

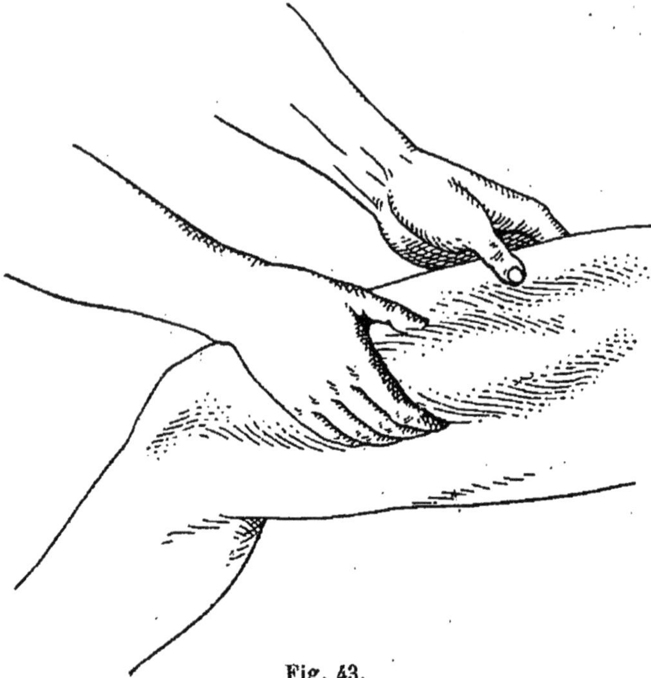

Fig. 43.

saisirait mal et difficilement à pleine main, on se sert alors du pouce et de l'index pour faire ces prises

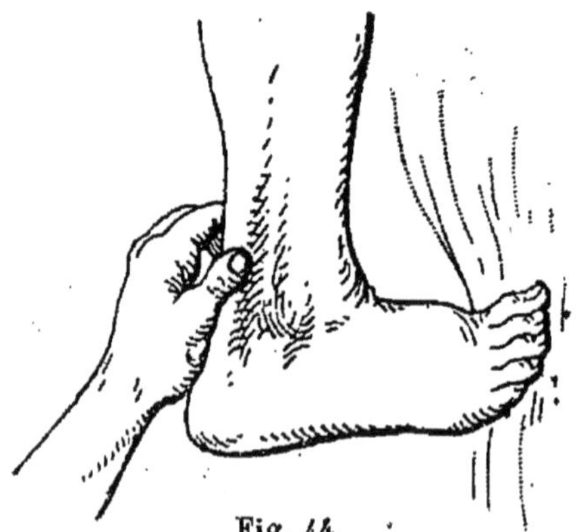

Fig. 44.

ascendantes et échelonnées : c'est le *pincement* (fig. 44). La durée moyenne de ce temps est de 2 à 3 minutes.

Tapotement et hachures. — Le but de ces manœuvres est d'exciter la contraction des muscles.

On exécute le *tapotement* en frappant les masses musculaires avec la face antérieure des quatre derniers doigts de la main (fig. 45).

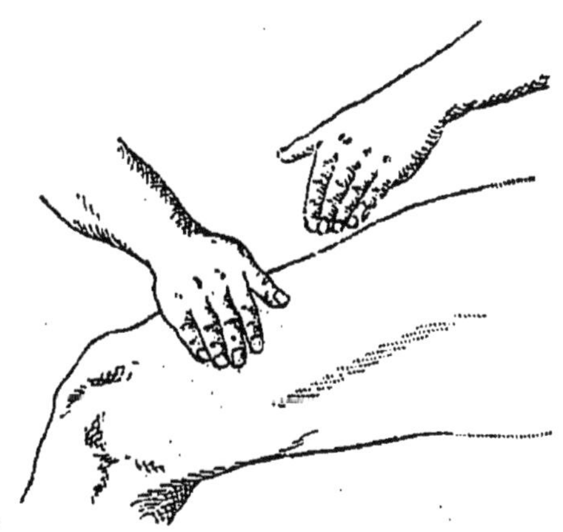

Fig. 45.

Les doigts étendus, le pouce écarté, on produit suivant la longueur des muscles, dans la direction du cours du sang veineux, une suite de chocs successifs et rapides, plus ou moins forts, suivant l'épaisseur et la sensibilité des parties.

Les *hachures* se font avec le bord interne de la main placée de champ, les doigts restant étendus (fig. 46). On frappe ainsi, perpendiculairement à la longueur des muscles, une série de coups rapprochés et rapides, en allant de la périphérie vers le centre (ces mouvements ressemblent à ceux d'un couperet hachant la viande).

La percussion devant être forte pour être efficace, il faut avoir soin de placer préalablement dans le relâchement les muscles sur lesquels on se propose de pratiquer des tapotements et des hachures.

Dans les régions où les os se trouvent situés près de la peau, au niveau des parties qui recouvrent des organes délicats, il faut tapoter et hacher avec souplesse et modération.

Là où passent de gros vaisseaux, on doit s'abstenir de tapoter et de hacher. Ces régions dangereuses,

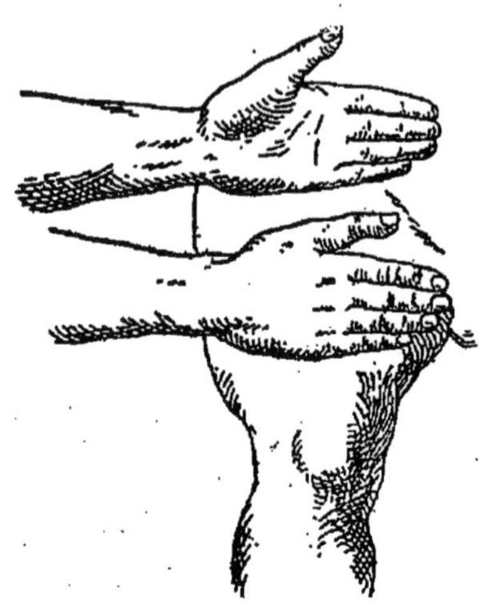

Fig. 46.

indiquées sur les figures 38 et 39 par des surfaces quadrillées sont : le pli du coude, la face interne du bras, le creux du jarret, la face interne de la cuisse, le pli de l'aine, les faces latérales du cou.

On consacre en moyenne une à deux minutes au tapotement et aux hachures.

III. **Mouvements complémentaires du massage.**

Les mouvements complémentaires ont pour but de faire travailler les articulations et les muscles. Si le malade est immobile, et si ce sont les mains du masseur qui produisent les mouvements, ils sont dits *mouvements passifs*. Si, au contraire, le malade met lui-même en mouvement ses articulations suivant le sens qui lui est indiqué par le masseur, ce sont des *mouvements actifs*. Les mouvements actifs sont dits *contrariés* quand le masseur résiste au malade et s'oppose, dans une certaine limite, à l'exécution du mouvement prescrit, et *libres* lorsqu'ils sont exécutés sans aucune entrave ;

Le sens dans lequel peuvent se faire ces mouvements dépend du type de l'articulation envisagée, et l'étendue des mouvements, pour les articulations de chaque type, varie avec chaque articulation.

Le premier type comprend les *articulations en charnière*, permettant seulement les mouvements de flexion et d'extension, par exemple le coude et le genou.

Le second type peut être dénommé *articulations en pomme de canne*. Si l'on place une pomme de canne dans le creux de la main à demi fermée, on peut faire exécuter à la tige de la canne des mouvements d'inclinaison en avant et en arrière, à droite et à gauche, et finalement un mouvement circulaire qui permet à la tige de la canne de décrire dans l'espace une sorte de cône. L'articulation de la hanche et celle de l'épaule rentrent dans ce second type.

Avant d'agir, pour la mobiliser, sur une articulation malade, le masseur doit toujours étudier le sens et l'étendue des mouvements à faire sur l'articulation correspondante de l'autre membre ou sur sa propre personne.

Il doit apporter la plus grande attention à n'exécuter que les mouvements prescrits par le médecin et ne jamais dépasser les limites que celui-ci a fixées.

En outre, les mouvements, tant passifs qu'actifs, doivent être effectués très lentement ; il ne faut jamais y mettre ni brusquerie ni violence, mais s'arrêter dès que le malade accuse de la douleur.

Exécution des mouvements passifs. — Le masseur maintient solidement appliquée sur un plan résistant, tel que le lit à massage, une table, un banc ou son genou, la partie située au-dessus de l'articulation à mouvoir ; pour cela, il emploie l'une de ses mains qui presse de haut en bas sur la face antérieure de la région à immobiliser ; avec l'autre main, il saisit fermement le membre au-dessous de la jointure et exécute les mouvements nécessaires, suivant le sens et dans les limites prescrites.

S'agit-il de mobiliser le coude droit, par exemple, il presse avec sa main gauche sur la face antérieure du bras reposant sur un plan résistant par sa face postérieure ; avec la main droite, il saisit l'avant-bras au-dessus du poignet, en plaçant sa main les ongles en-dessus de préférence, et commence alors à rapprocher lentement la main du sujet de la face antérieure de l'épaule, puis il l'en éloigne ensuite (fig. 47).

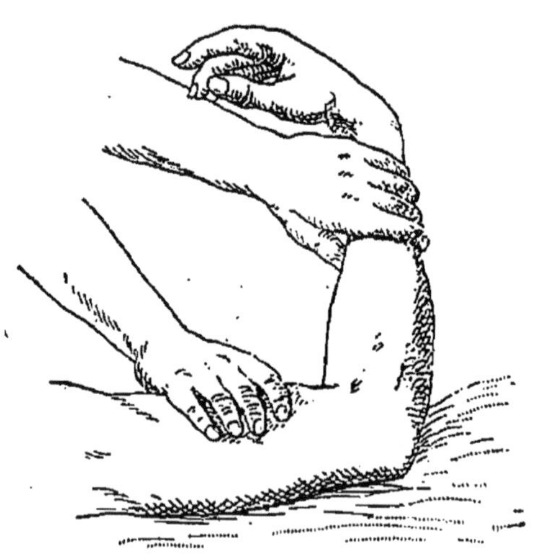

Fig. 47.

Exécution des mouvements actifs contrariés. — Choisissons le coude pour exemple ; le masseur prend les mêmes dispositions que précédemment, puis il invite le malade à rapprocher la main de son épaule et à l'en éloigner ensuite, alors que par une traction faite en sens inverse du mouvement prescrit, il cherche, lui, à en empêcher complètement l'exécution ou simplement à la retarder et à la rendre plus difficile.

Exécution des mouvements actifs libres. — Ce sont les mêmes mouvements que précédemment, exécutés toujours avec une certaine lenteur, et sans qu'aucune résistance de la part du masseur vienne en gêner l'accomplissement.

Chacune des catégories de mouvements, soit passifs, soit actifs, contrariés ou libres, doit être répétée quatre ou cinq fois, en cherchant toujours à lui donner progressivement un peu plus d'étendue.

NOTICE N° 1.

ABRÉVIATION DES RÉGIMES

ABRÉVIATION DES ALIMENTS

TABLEAU DES ABRÉVIATIONS LES PLUS USUELLES
POUR L'INSCRIPTION DES ALIMENTS ET DES MÉDICAMENTS.

§ I. Abréviation des régimes.

L'adoption des menus communs a beaucoup simplifié l'inscription au cahier de visite des aliments prescrits.

Chaque degré du grand régime s'inscrit par le chiffre correspondant : 4, 3, 2, 1.

Pour le petit régime, on ajoute la lettre *p* à la suite du numéro correspondant au degré du petit régime prescrit : soit 2P. 1P, 1/2P.

Les diètes sont également faciles à noter.

La diète absolue s'inscrit par un grand D, soit dans la colonne du matin ou du soir s'il y a lieu, soit sur la ligne de séparation si cette diète est prescrite pour la journée.

La diète lactée peut s'inscrire par un grand D, avec un *l* ou mieux encore en portant : 50 cent. lait matin et soir, dans la colonne des aliments.

Enfin, pour la diète alimentaire, il suffit de noter dans la colonne du matin ou du soir, ou à cheval sur les deux, les deux aliments du tarif qui ont pu être prescrits.

§ II. Abréviation des aliments.

O.   signifie Un œuf à la coque.
OO.   —   Deux œufs à la coque.
Om.   —   Un œuf en omelette.

OOm.	signifie	Deux œufs en omelette.
O. pl.	—	Un œuf sur le plat.
OO. pl.	—	Deux œufs sur le plat.
Pois.	—	Poisson.
Pr.	—	Pruneaux.
Rais.	—.	Raisin.
Gros.	—	Groseille.
Pom.	—	Pomme.
Conf.	—	Confiture.
Bisc.	—	Biscuits.
Choc.	—	Chocolat.
Café l.	—	Café au lait.
Sal.	—	Salade.
V.	—	Viande.
V. rôt.	—	Viande rôtie.
Côt.	—	Côtelette.
Vol.	—	Volaille.

Pour les boissons, on inscrit dans la colonne correspondante les chiffres qui représentent le nombre de centilitres prescrits, en les faisant suivre de l'exposant correspondant : l pour lait, b pour bière, t pour thé. Pour le vin, le chiffre seul est inscrit sans exposant.

NOTICE N° 2.

NOMENCLATURE DES MÉDICAMENTS
LES PLUS USUELS AVEC LEURS ABRÉVIATIONS.

Abréviations des prescriptions.

L'énoncé d'une prescription médicamenteuse comprend : le nom de la préparation, le nom du médicament et la dose.

Le nom de la *préparation*, dont l'importance est

secondaire, est indiqué au moyen de l'initiale du mot,
seule ou suivie d'un très petit nombre de lettres.

Bn.	bain.
Be.	baume.
Cap.	capsule.
Cat.	cataplasme.
Col.	collyre.
Déc.	décoction.
Lav.	lavement.
Lin.	liniment.
Pil.	pilule.
Pom.	pommade.
Pot.	potion.
Ext.	extrait.
F.	farine.
Gran.	granule.
Inf.	infusion.
Inj.	injection.
P.	poudre.
Sir.	sirop.
Sol	solution.
Teint.	teinture.
Tis.	tisane.

Le nom du *médicament* constituant la partie essentielle de la prescription, il faut, surtout lorsqu'il s'agit
d'une substance vénéneuse, qu'aucune méprise ne soit
possible. On doit donc conserver assez de lettres pour
que toute incertitude soit évitée et même ne pas
hésiter, s'il est nécessaire, à écrire le nom en entier.
Quand le nom d'une substance se compose de deux
mots, l'abréviation doit surtout porter sur le mot le
moins significatif :

Noix vomique s'écrit : N. vom. et non Noix v.
.Gomme adragante s'écrit : G. adr. et non gom. a.

EXEMPLES D'ABRÉVIATIONS DE MÉDICAMENTS :

Acide azotique ordinaire	A. azot. o.
Acide borique	A. bor.
Acide picrique	A. picr.
Alcool à 90°	Alc. 90°.

Alcool dénaturé. . . . . Alc. dén.
Alun. . . . . Alun.
Ammoniaque. . . . . Amm.
Acétate d'ammoniaque. . . . . Acét. amm.
Antipyrine. Antip.
Arséniate de sodium. . . . . Arsén. s.
Benzoate de soude. . . . . Benz. s.
Bicarbonate de soude. . . . . Bicarb. s.
Bismuth. . . . . Bism.
Café. . . . . Café.
Caféine. . . . . Caféine.
Calomel. . . . . Calom.
Camphre. . . . . Camp.
Carbonate de chaux. . . . . Carb. chaux.
Chlorate de potasse. . . . . Chl. pot.
Chlorhydrate de cocaïne. . . . . Chl. cocaïne.
Chlorhydrate de morphine. . . . . . Chl. morphine.
Chlorhydrate de quinine. . . . . Chl. quin.
Chlorure de zinc. . . . . Chl. zinc.
Codéine. . . . . Cod.
Créosote. . . . . Créos.
Crésylol. . . . . Crésyl.
Digitale. . . . . Digitale.
Digitaline. Digitaline.
Eau de Sedlitz. . . . . E. Sedlitz.
Eau de Vichy. . . . . E. Vichy.
Extrait de belladonne. . . . . Ext. bellad.
Extrait d'opium. . . . . Ext. opium.
Glycérine. . . . . Glyc.
Glyzine. . . . . Glyz.
Huile de foie de morue. . . . . H. f. m.
Huile lourde de houille. . . . . H. l. h.
Huile de ricin. . . . . H. ric.
Iodoforme. . . . . Iodof.
Iodure de sodium. . . . . Iod. s.
Iodure de potassium. . . . . Iod. p.
Ipécacuanha. . . . . Ipéca.
Kermès. . . . . Kerm.
Laudanum. Lauda.
Liqueur de Fowler. . . . . L. Fowler.
Moutarde. . . . . Moutar.
Nitrate d'argent cristallisé. . . . . . . Nit. arg. c.
Nitrate d'argent fondu. . . . . Nit. arg. f.
Naphtol. . . . . Naph.
Pepsine. . . . . Peps.

Pilocarpine.	Pilocarp.
Quinquina.	Q. q.
Ratanhia.	Ratan.
Rhubarbe.	Rhub.
Salol.	Salol.
Salicylate de soude.	Salic. s.
Sulfate d'atropine.	Sulf. atrop.
Sulfate de magnésie.	Sulf. magn.
Sulfate d'ésérine.	Sulf. ésér.
Sulfate de strychnine.	Sulf. strych.
Térébenthine.	Téréb.
Teinture d'opium.	Teint. opium.
Tilleul.	Till.
Tartrate de fer et de potasse..	Tart. fer pot.
Vaseline.	Vasel.
Vératrine.	Vératr.
Vin de Banyuls.	V. bany.
Capsule de copahu.	Cap. cop.
Capsule de fougère mâle.	Cap. foug.
Granule d'ac. arsénieux.	Gr. a. arsén.
Granule de digitaline cristallisée.	Gr. digitaline crist.

D'après ces exemples il sera facile aux infirmiers de visite d'imaginer toutes les abréviations qui leur seront nécessaires ; en cas d'incertitude, ils les demanderont aux médecins traitants.

Les *doses* sont inscrites : pour les médicaments au poids en chiffres arabes (entiers ou fractions) suivis des abréviations : mil. (milligramme), cent. (centigramme), déc. (décigramme), gr. (gramme) ; pour les médicaments au nombre, par des chiffres arabes sans autre addition ; pour les gouttes, par des chiffres autre addition ; pour les gouttes, par des chiffres

> Gran. digitaline crist. 1/2 mil.
> Pil. sulf. strych. 1 mil.
> Pot. chl. morphine. 2 cent.
> Sol. p. ipéca. 1 gr. 5 déc.
> Cap. foug. 16.
> Sol. l. Fowler VI.
> Pot. teint. opium XV.

TABLE

TABLE ALPHABÉTIQUE

DES MATIÈRES.

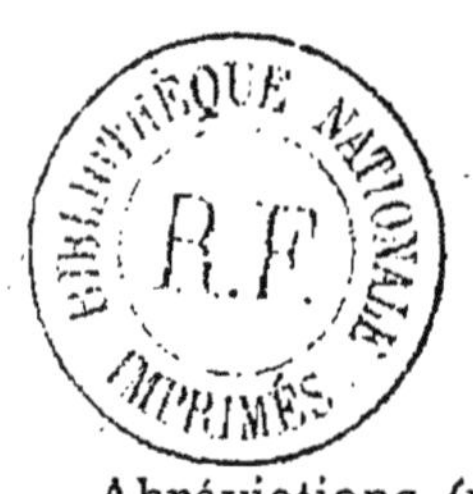

A

B

C

D

E

I

L

M

N

O

P

Librairie Militaire Henri CHARLES-LAVAUZELLE
PARIS & LIMOGES

Dr Adolphe BONAIN, médecin-major de 2e classe des troupes coloniales. — **L'Européen sous les tropiques.** *Causeries
d'hygiène coloniale pratique.* In-8° de 206 pages, avec 23
photogravures et 28 croquis, broché.................... 6 »

Dr M.-A. LEGRAND, médecin de 1re classe de la marine. —
**L'hygiène des troupes européennes aux colonies et
dans les expéditions coloniales.** In-8° de 422 pages, avec
14 gravures, broché.................... 5 »

   Ouvrage honoré d'une souscription du Ministère de la guerre.

Commandant CONDAMY, de l'infanterie coloniale. — **Stérilisation de l'eau en colonne aux colonies.** In-8° de 36 pages,
broché.................... » 75

Dr LONIN, médecin aide-major de 1re classe. — **L'hygiène, la
santé et l'économie.** In-8° de 164 pages, broché...... 3 »

   Ouvrage honoré d'une souscription du Ministère de la guerre.

Dr G. TELLIER, médecin aide-major. **La santé du soldat.**
Manuel d'hygiène pratique à l'usage des hommes de troupe.
In-12 de 86 pages, avec 5 gravures, broché................. » 75

   Ouvrage traduit en langue espagnole.

Dr A. TISSOT, de la Faculté de médecine de Paris. — **A nos soldats. Soins et conseils. Premiers secours à porter aux
blessés.** In-32 de 210 pages, cartonné.................... 1 50

Dr ARMEILLA, médecin aide-major de 1re classe. — **Manuel des
soins d'urgence à donner aux malades et blessés,** à
l'usage du personnel auxiliaire du service de santé et des officiers. In-32 de 218 pages, broché, couverture gaufrée... 1 50

Dr SALLE, médecin-major de 1re classe. — **Gelures et insola-
tions chez le soldat,** *en particulier sur les troupes d'infanterie en marche.* In-8° de 76 pages, broché........ 1 50

Dr E. GALZIN, médecin-major aux chasseurs alpins. — **Les
froidures graves.** *Prophylaxie, premiers soins.* In-8° de
132 pages, broché.................... 2 50

   Ouvrage honoré d'une souscription du Ministère de la guerre.

Dr A. CHASSAGNE. — **Les cahiers de 1889 de la médecine
militaire française.** In-8° de 64 pages, broché........ 2 »

Dr HUGUET, médecin-major de 2e classe. — **Recherches sur les
maladies simulées et mutilations volontaires.** In-8° de
280 pages, avec 3 cartes et 49 croquis, broché........ 7 50

   Ouvrage couronné par l'Académie des sciences.

Dr E. GAVOY, médecin principal de 1re classe. — **Le service de
santé dans les sièges des grandes places de guerre.**
In-8° de 56 pages, avec 4 croquis, broché.................... 1 25

Dr E. GAVOY, médecin principal de 1re classe. — **Le service de
santé militaire en 1870.** *Hier, aujourd'hui, demain.* In-8°
de 56 pages, avec 5 plans, broché.................... 1 25

www.ingramcontent.com/pod-product-compliance
Ingram Content Group UK Ltd.
Pitfield, Milton Keynes, MK11 3LW, UK
UKHW021639170726
13836UKWH00005B/2280